圆运动的古中医学

清·彭子益◎著
郑冉◎点校

中医古籍出版社
Publishing House of Ancient Chinese Medical Books

图书在版编目（CIP）数据

圆运动的古中医学 /（清）彭子益著；郑冉点校. 北京：中医古籍出版社，2025. 6. -- ISBN 978-7-5152-2977-5

Ⅰ. R2

中国国家版本馆CIP数据核字第2024J8D755号

圆运动的古中医学

（清）彭子益　著　　郑冉　点校

策划编辑	吴　頔
责任编辑	李　洪
封面设计	王青宜
出版发行	中医古籍出版社
社　　址	北京市东城区东直门内南小街 16 号（100700）
电　　话	010-64089446（总编室）010-64002949（发行部）
网　　址	www.zhongyiguji.com.cn
印　　刷	水印书香（唐山）印刷有限公司
开　　本	710mm×1000mm　1/16
印　　张	15
字　　数	200 千字
版　　次	2025 年 6 月第 1 版　2025 年 6 月第 1 次印刷
书　　号	ISBN 978-7-5152-2977-5
定　　价	68.00 元

校注说明

《圆运动的古中医学》为近现代中医名家彭子益所著。彭子益(1871—1949)，名承祖，号子益，云南大理鹤庆人，清末民初著名白族医学家，实验系统古中医学派创始人。他倡导以传统中医的圆运动理论来阐释人体生理、病理机制，并指导临床实践。他的学术思想强调中气如轴，四维如轮，重视人体中气的运转以及脏腑之间的相互关系和动态平衡。其理论对于理解中医的基本原理和治疗方法具有一定的启示意义。彭子益的学说在中医界产生了一定的影响，为中医的传承和发展做出了贡献。

为了更全面、更完美地呈现这部奇书，体现“读经典、做临床”的精神，我们重新对《圆运动的古中医学》进行了整理。现将本次校注中有关情况说明如下：

1.本次整理以中国国家图书馆1947年版《圆运动的古中医学》为底本，以学苑出版社2007年的版本、中国中医药出版社2007年的版本、人民军医出版社2014年的版本为校本。

2.对标点重新审视，尤其是对影响原文理解的标点，进行审核而予正误。

3.对篇目顺序根据彭子益特别强调的先后，稍作调整。彭子益未作强调的则依原书五册所载顺序，未加变动。

4.对全书中的疑难字词作注解。冷僻字用汉语拼音加声调注音；凡字词古奥，音义难明，或医理不明，意义费解，均予简要解释，一般不用书证。疑难字词重复出现时，前注后不注，以免繁冗。

5.文中所涉方药剂量单位，本次整理保持原貌，不予换算更改。

需要指出的是，文中涉及的一些中药材国家已明令禁止使用或建议使用其他替代品；涉及的一些国家级保护动物，有的已濒临灭绝，国家已明令禁止捕杀、交易，请严格遵照相关法律法规。

本次整理出版，由于我们学识水平有限，错误之处，敬请读者指正。

目 录

一、原理上篇

二、古方上篇

三、脉法篇

四、温病本气篇

五、儿病本气篇

六、时病本气篇

七、金匮方解篇

八、古方中篇

九、古方下篇

十、舌胎篇

十一、药性提纲篇

十二、伤寒论方解篇

十三、生命宇宙篇

全书概要

居今日科学昌明时代而编著学中医的书籍，一要不但能保存中医原有的功效，而且要能增加中医原有的功效，并且要缩短学习成功的学程，方能引起学者的兴趣，而学到成功。而增加功效，缩短学程，学到成功，必先使学者彻底认识古中医学本身真相的究竟。

新旧医学原则上原有一致之点，商务印书馆出版之大学丛书《疾病总论》有云，“宇宙间森罗万象，无非物质势力运动。物质发生势力，势力发生运动。疾病者，细胞之物质势力运动之变动也”，云云。古中医学，人身与宇宙同一大气的物质势力圆运动之学也。自古以来的医书，未曾将“人是大气生的”一语道破，只有似是而非的说法，无彻底明白的说法，求一有原则、有系统，使学者计日成功之本，不可得。后人不能认识中医学本身真相的究竟，无不终身在猜疑摸索之中。猜摸有得，再猜再摸，又不是矣。谓中医学自古迄今尚未成立，并非过论。

中医为人身与宇宙同一大气物质势力圆运动之学，本书本此原则，用中医原有名词，以有原则、有系统、有证据的科学方法编成之，不掺入一句西医名词。因物质势力运动的原则，中西是同的；物质势力运动的方法，却不同。中医的物质势力运动，是整个不可分析①的，是圆的，是活的，不是死的。如掺入西医名词，中医学的本身真相，反遭掩晦②，不惟功效不能保存，中医的本身必致灭亡。

此书自民国十年起，历充太原、北平、成都、重庆医学教本，南京中央国医馆特别研究班、昆明市中医学特别研究班教本，前后二十余年。新旧同学二千余人，一致欢喜，认为确能使人认识中医学本身真相，增加功效，缩短学程之本。共修正过三十余次，此书原名《系统学》，从同学诸君之请，改名《圆运动的古中医学》。

中华民国三十六年丁亥端午

彭子益重著于广西博白，年七十四岁

[词解]

①分析：分离。

②掩晦：难彰显之态。

本书读法次序

先读《原理上篇》，将二十四节气太阳射到地面的热的降沉升浮简图认识清楚。从降认识起，即得着全书整个雏形；再将十二经圆运动的名词认识默记，即得着中医学整个纲领。“整个”二字的意义，言向来学医都是枝枝节节去学，无有整个的根本学法。所以中医本是易学的事，总难学到成功。此书是一整个学法，所以于最短期间，用最少脑力，即能了然中医学的究竟，而且能运用其方法。

次读《古方上篇》。中医书籍，如无字母、无拼法、无文法的作文，各是其是，所是皆非。学医之人，终身皆在猜疑摸索之中，得不到正确的成就，真乃苦事。本书《原理上篇》如字母，《古方上篇》如拼法、如文法，各篇如作文。明了此二篇，即能得着中医学整个基础。《古方上篇》前六方为内伤病的基础学，后九方为外感病的基础学，此篇读至溜熟，其余各篇，开卷便成熟书，因全书的原则、系统、名词、文法皆在此篇。每日时时刻刻，皆在玩味此篇，一星期工夫，中医整个的根本便算毕业。如读不溜熟，以下各篇，便难深入了。《原理上篇》《古方上篇》未曾读好，莫先读别篇。按次读去，六个月即能将全书学完。

《古方上篇》读后，应读《温病本气篇》。叶天士、王孟英温病大家，只有经验，不知原理。自从王叔和误解《内经》经文错起，以致后人将伤寒、温病、麻疹，完全学错；枉死甚多，不解何故。此篇于实在的事实上，揭出本气自病的原理；又于经验的事实上，订出可靠的方法。明了此篇，一切外感，皆能明了，温病以外的一切发热病症，皆能由自己寻出办法，而少却多少向来治病的无谓麻烦。

《温病篇》读后，应读《儿病本气篇》。一面便能医治小儿病症，知道人身与宇宙同一大气的圆运动的意义，而加强其往前学习的兴趣。

《儿病本气篇》读后，应读《时病本气篇》。人身与宇宙同一大气的圆运动，显而易见矣。

继读《金匮方解篇》《古方中篇》《古方下篇》。《金匮方解篇》是就本方的圆运动释明其意义，《古方中篇》与《古方上篇》为对待的学法，如上篇当归生姜羊肉汤治肝经寒证，中篇白头翁汤治肝经热证，相对而详说其意义之类。如此学法，庶免学中医先入为主之弊。《古方下篇》则推论上篇、中篇所引各方，而由此及彼，由少及多，以收举一反三之效。使学者用极少的思想，得到极多的成绩。

《〈伤寒论〉六经原文读法篇》[①]《伤寒论方解篇》，乃医学中的整个大事，须竖起脊梁，立起志向，将它整个彻底学清，受用太多。向来学《伤寒论》，终身学不明白。本篇读法，一读便能明白。

《汤头改错篇》。中医因无有教科的学法，遂无真正的学者去学中医；为人开方的医生，多半是于无聊中看几本医书来的。《汤头歌诀》遂成普通无教之教本，理由多错；经此番改正后，便成必要的好书。

《脉法篇》，于普通脉学书外另一篇法，比较易学。读《古方上篇》后，便须看的。

《杂病篇》乃小品文字，初学甚有益处。

《原理下篇》与《原理上篇》，乃是一篇。有宜于初学时读的，有不宜于初学时读的，故将不宜于初学时读的，列为下篇。《古方上篇》读后，随时可看。

《注释王孟英先生医案篇》。王案轻灵活泼[②]，最能医治学古方者的板重之病。学古方彻底后，一读此篇，自然发生静细思想，临证时有不可思议之妙用。但须于最后又最后读之。若古方未学成，此篇不可读。

《生命宇宙篇》用现代十二种科学，证明中医学本身圆运动的真相。另印单行本，以供不学中医的科学家浏览。因中医之坏，坏在人人都谈中医，都无一人谈得合于中医学的本身真相。此本出世，中医学本身真相，自能使人人都能认识。并使世界的人知道我中国文化起源之所在。

［词解］

①《〈伤寒论〉六经原文读法篇》：本书主要选自原书上编，未收录原理下篇、汤头改错篇等内容。

②活泼：灵活变通。

一、原理上篇

导言

中医学乃人身一小宇宙之学，斯言也，人皆闻而笑之，谓其空泛无当也。其实非空非泛，而且非常之实在。本来是人身一小宇宙之学，只因无法得知宇宙，遂无法得知中医。倘因不知之故，遂将中医学的本身改变一个方法去研究他，只有愈走愈远者。只须寻出一个实在的研究方法，一研究便得着，便将宇宙得着。得着宇宙，自然得着中医。此篇乃得着宇宙自能得着中医之研究法，读者只须一字不可放松过去，总要于“实在”二字上，寻出着落，便完全得着矣。

著者识

二十四节气圆运动简明图说

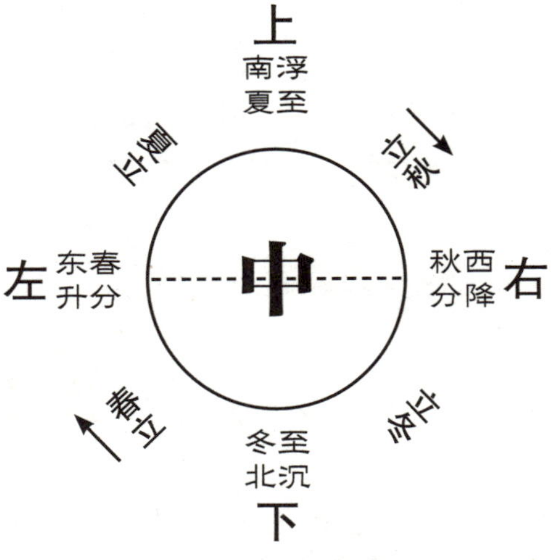

二十四节气圆运动简明图

欲学中医，须先认识十二经名词的所以然；欲认识名词，须先认识阴阳五行六气的所以然；欲认识阴阳五行六气，须先认识二十四节气地面上所受太阳射到的热降沉升浮的圆运动。

右下左上中，降沉升浮中，秋冬春夏中，西北东南中。图的虚线为地面，虚线下为地面下，虚线上为地面上。图的圆线上方在云层之际。图的中心，为一个生物的环境的大气圆运动的中心。由中心以观察四维，便见一个生物所在地的宇宙范围。图的中心的“中”字，便是一个读者。

降者，夏时太阳射到地面的热，降入土中也；沉者，降入土中的热，沉入土下之水中也；升者，沉入水中的热，升出土上也；浮者，升出土上的热，又与夏时太阳射到地面的热，同浮于地面之上也；中者，降沉升浮之中位也。立秋为降之起点，立冬为沉之起点，立春为升之起点，立夏为浮之起点。

秋分前，土上热多，土下热少，秋分则土上与土下的热平分也；春分前，土下热多，土上热少，春分则土上土下的热平分也。冬至者，由立秋降入土下的热，多至极也；夏至者，由立春升出地上的热，多至极也。降极则升，升极则降，升降不已，则生中力，亦大气圆运动自然之事也。

植物经秋而叶落，植物个体的热下降也；经冬而添根，植物个体的热下沉也；经春而生发，植物个体的热上升也；经夏而茂长，植物个体的热上浮也。热的降沉升浮于植物个体求之最易明了。说植物个体的热的降沉升浮，即是说宇宙大气的热的降沉升浮，即是说人身的热的降沉升浮。图的虚线，在宇宙为地面之际，在人身为胸下脐上之间，在脐上二寸。

热性本来升浮，不能降沉。热之降沉，秋气收敛之力降沉之也。热降，为生物有生之始；热不降，为生物致死之因，详下文各篇。秋气收敛详下文。

阴阳

一个生物所在之地，太阳射到此地面之光热就是阳，此地面的光热已过，与光热未来之间就是阴（伏羲画卦，━为阳卦，╍为阴卦，其义即此）。阳往上澎，阴性下压；阳性直上，阴性直下。阴阳交合，发生爱力[①]，彼此相随，遂成一个圆运动。阳性动，阴性静；静则沉，动则浮。由静而动则升，由动而静则降。升浮降沉一周，则生中气。“中气”者，生物之生命也，此大气的圆运动之所由来，亦即造化个体之所由成就。人秉[②]造化阴阳圆运动之大气以有生，人的个体，即造化个体的遗传。先认识造化大气的阴阳，自能认识人体的阴阳。“五行”者，阴阳二气整个升浮降沉中的五种物质，“行”即运动也。生物个体皆有阴性阳性者，大气中有阴阳故也，此中医“阴阳”二字之来源也。“造化”二字，乃宇宙大气圆运动时生育生物之称，亦即宇宙之称。

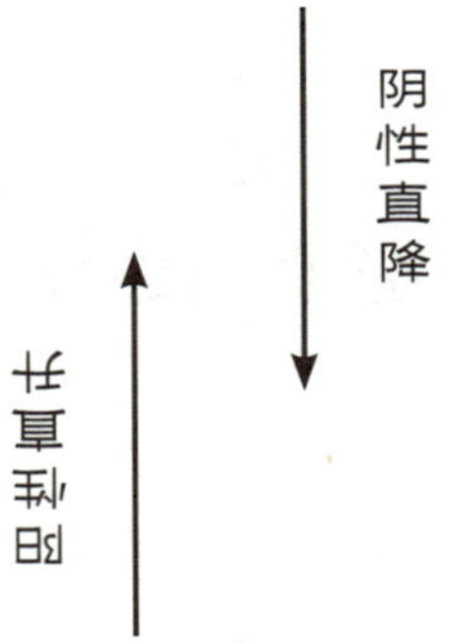

阴阳未交合图

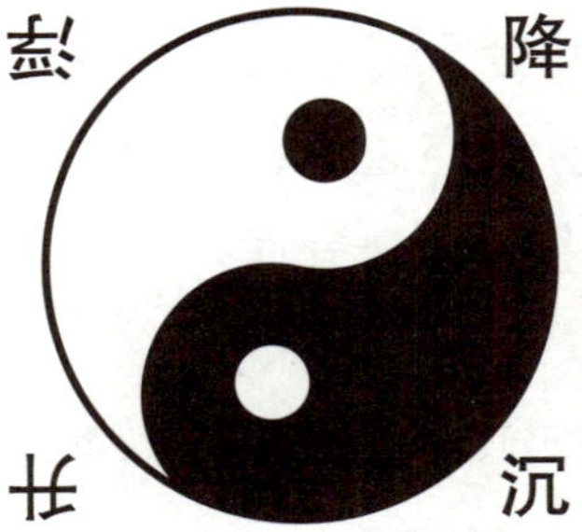

阴阳已交合图

[词解]

①爱力：吸引力。

②秉：持有，承受。

五行

一年的大气，夏气属火。太阳射到地面的热，夏时为多；太阳射到地面的热，火也；热则上浮，故夏时大气热浮而属火气。夏时太阳旺于南方，故南方属火气；一日之午时亦属火气，午时太阳的热射到地面的多也。春分至立夏的热称为“君火”，小满至小暑的热称为“相火”。“君相”二字之义详下文。

秋气属金。秋时太阳往南，地面的压力渐大，天空之间金气弥漫。大气的压力，即金气之下降也。天空的金气至秋始显，故秋时大气凉降而属金气；造化之气东升西降，降气旺于西方，故西方属金气；一日之酉时①亦属金气，酉时金气凉降之力独大也。天空之间，指地面之上言。金气详《宇宙篇·气象学的证明》。

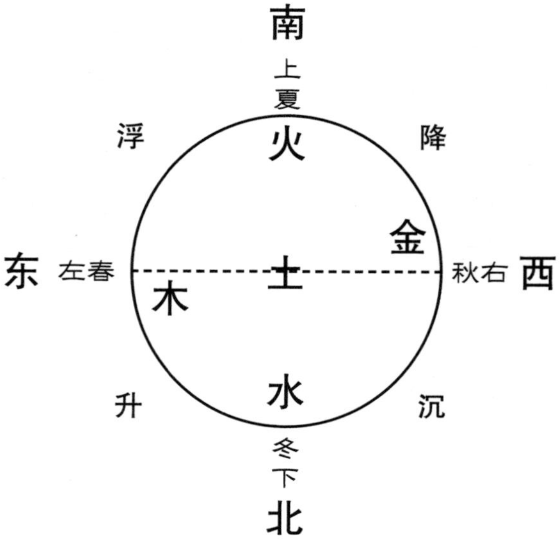

五行整个圆运动图

注：此图乃假设五行运动停止时之图。运动圆，则五行融合，只见中和，不见五行。五行一见，便失中和，便是病了。凡说宇宙，便是说人身。因人身是宇宙圆运动的大气生的，为宇宙的遗传体故也。此宇宙，名曰关于生物生命的宇宙。

冬气属水。生物的生命全是太阳射到地面的热所产生，今夏太阳射到地面的火热，即是来年生物生命之根。然此火热，必须经过秋时降入土下，经过冬时藏于土下的水中，然后能生生物的生命。冬时大气沉而能藏，沉而能藏者，水也。大气热则上浮，寒则下沉，故冬时大气，寒沉而属水气；南方在地面之上，北方在地面之下，故北方属水气；一日之子时亦属水气，子时②，大气沉极之时也。关于生物生命的宇宙，是上南下北，大气上浮之方为南，下沉之方为北。

春气属木。一年的大气圆运动，冬时为终，春时为始，终即始之根也。上年夏时太阳射到地面之热，经秋时金气收而降于土下，又经冬时藏于土下的水中，火水化合，水气温暖则往上升。此温暖之气，交春升泄出土，草木发生。故春时大气，温升而属木气；升气旺于东方，故东方属木气；一日之卯时[3]亦属木气，木者水中火气，由封藏而升泄之气也。

中气属土。一年的大气，春升，夏浮，秋降，冬沉，故春气属木，夏气属火，秋气属金，冬气属水；升浮降沉，运动一周而为一岁。夏秋之间，为圆运动的中气；地面的土气居升浮降沉之中，为大气升降的交合，故中气属土气。金水木火土，大气圆运动之物质也，“行”，运动也。此中医“五行”二字之来源也。故人身亦有春夏秋冬，亦有东南西北。

[词解]

①酉时：即17：00点-19：00点。

②子时：即23：00点-次日1：00点。

③卯时：即5：00点-7：00点。

五行相生相克

五行物质，各有能力。木气有疏泄能力，火气有宣通能力，金气有收敛能力，水气有封藏能力，土气有运化能力。能力亦称势力，亦称作用。

春气由冬气而来，故曰水生木；夏气由春气而来，故曰木生火；长夏之气由夏气而来，故曰火生土；秋气由长夏之气而来，故曰土生金；冬气由秋气而来，故曰金生水。夏秋之间为长夏。

收敛作用制疏泄作用，故曰金克木；宣通作用制收敛作用，故曰火克金；封藏作用制宣通作用，故曰水克火；运化作用制封藏作用，故曰土克水；疏泄作用制运化作用，故曰木克土。运化者，运动化合也；宣通者，宣热通散也。土克水者，土能伤水分也。

相生者，大气圆运动次序的先后；相克者，大气圆运动对待的平衡。相生者，补其不足；相克者，制其太过。相生相克，皆圆运动自身维持自身运动之圆而已。天人之气，和平则无病；运动圆则和平，亦和平则运动圆。相生则和，相克则平。相生相克者，中医学的生理、病理、医理之事也。一年的五行圆运动，要归纳一日看；一日的五行圆运动，要归纳一息看；一呼一吸，则大气升降于人身，成一整个也。“天人”的“天”字，乃整个造化的简称。

六气

一年大气的圆运动，春木主生，夏火主长，秋金主收，冬水主藏，中土主化。生长收藏化，五行圆运动之成功也。六气者，风热暑湿燥寒，乃五行运动不圆，作用偏见之气。五行各一，惟火有二，故曰六气。君火运行，重在上升；相火运行，重在下降。相火由秋降入水中，再由春升上，乃为君火，而君火又随相火下降。名曰五行，其实六行，因六气各有事实，故又曰六行六气。

六行六气，是融合极密、分析不开、和平不偏的圆运动。木气偏见[1]则病风，君火之气偏见则病热，相火偏见则病暑，金气偏见则病燥，水气偏见则病寒，土气偏见则病湿，故六气名目，而有厥阴风木、少阴君火、少阳相火、太阴湿土、阳明燥金、太阳寒水之称也。《内经》谓“在地为五行，在天为六气”，在事实上，说不过去。

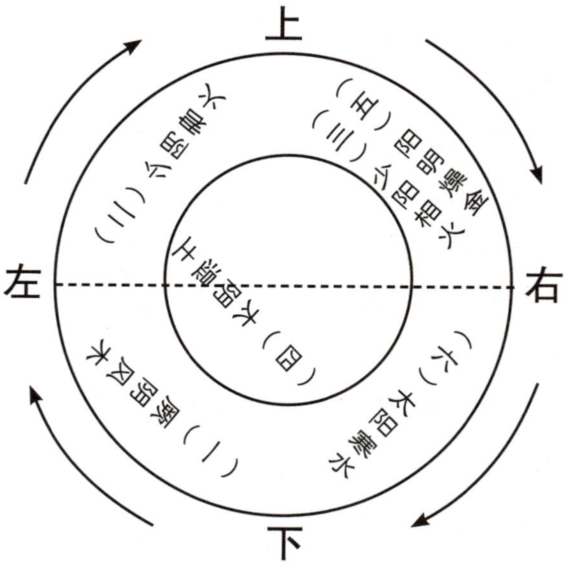

六气圆运动之图

此即五行图加一相

火，名曰五行六气，其实六行六气。阳升阴降，自然之事。阴性本降，三阴之升，阴中有阳也；阳性本升，三阳之降，阳中有阴也。金木水火，分主四维；相火土气，同主中宫。中宫在地面之际，四维距地面较远。

六行六气的圆运动，四节一气。大寒、立春、雨水、惊蛰属初之气，春分、清明、谷雨、立夏属二之气，小满、芒种、夏至、小暑属三之气，大暑、立秋、处暑、白露属四之气，秋分、寒露、霜降、立冬属五之气，小雪、大雪、冬至、小寒属六之气，此时令病发生之根源也。

圆运动的天人一气，时令病上，最为显著。内伤杂病，亦属六气，特不似时令病关系生死之速耳。因时令病，乃整个六气分散，中气消灭极易，故死甚速也。

厥阴风木

地面上属阳，地面下属阴。初气之时，大气由寒而温，地下水中所封藏经秋收来的阳热，动而上升，此阳热与水化合，是为木气。木气者，一年之阳根也。大寒节气，当阴极之时，故称厥阴，厥者极也；木气主动，动而不通，则成风，故称风木。

少阴君火

二之气，亦从地下阴位升出地面，即木气上升之气也；此时大气较热，不似厥阴之阴极，故称少阴。木气上升之气，即水中所藏上年秋时下降的阳气，此阳气由地下升至地上，照临大宇，光明四达；上升之象，有如君位，故称君火。此时大气由温而热，又称热火。

少阳相火

三气之时，地面上阳热盛满，经暮夜大气之凉降，降入地面下之水中，然当暑热上腾之时，旋降旋升。地下水中，为生物生命之所从出，此阳热实为生命之本；地面上阳热盛满，地面下所得阳热不多，故称少阳。此阳热降入地下水中，以生中气；中气旋转，则上下交济[②]，有如相臣之职，故称相火。此火不降，暑热熏蒸，又称暑火。

太阴湿土

四气之时，地面上阳热盛满，地面下旧有的阳气，亦升上来，地面上非常之热，地面下非常之寒。热属阳，寒属阴；大气阴多，故称太阴。火在水下则生气，火在水上则生湿；此时地面上阳热盛满，尚未降入土下，寒热相逼，湿气濡滋，土气在升降之交，故称湿土。

阳明燥金

地面上为阳位。五气之时，地面上盛满的阳热，经秋气之收敛，正当下降；中土之下，阳气充足。湿气已收，大宇光明；阳盛而明，故称阳明。金气当旺，湿气收，则燥气结，此时地面上空的金气，压力极大，故称燥金。

太阳寒水

六气之时，地面上的阳热，经秋气之收敛，全行降入土下的水中；造化之气，中下为本，中下阳多，故称太阳。此阳热降入水中，水即将他封藏不泄；此时大气降压，水外即寒，水外已寒，则水内阳藏，故称寒水。

五行的运动圆，合成一气，木升金降，木不病风，金不病燥。水升火降，火不病热、不病暑，水不病寒。土运于中，土不病湿。运动不圆，升降不交，各现各气，则病风、热、暑、湿、燥、寒。病者，大气病也，人身之气亦如是也。初气之时，宜养木气；二气之时，宜养火气；三气之时，宜补相火之气；四气之时，宜养土气；五气之时，宜养金气；六气之时，宜补水气。相火下降于水中，为君火之始气；君火者，相火之终气，君火又随相火下降也。

[词解]

①偏见：偏重出现。

②交济：融合贯通。

人秉大气的五行而生脏腑

人秉大气的木气而生肝脏与胆腑。造化的木气，乃太阳射到地面的热由秋季降入冬季，再由冬季水中升出春季而成。人身的木气亦然。肝胆的体质均在右，肝经的作用在左，胆经的作用在右，必胆经相火由右降入下部水气之中，再由下左升，然后发生肝经作用。肝经有病，诊在左脉；左腹有病，治在肝经。肝胆主筋，有疏泄作用，人身处处有疏泄作用，处处有木气。

秉大气的火气而生心脏与小肠腑。心与小肠主血，有宣通作用。人身处处有宣通作用，处处有火气。

秉大气的金气而生肺脏与大肠腑。肺与大肠主皮毛，有收敛作用。人身处处有收敛作用，处处有金气。

秉大气的水气而生肾脏与膀胱腑。肾与膀胱主骨，有封藏的作用。人身处处有封藏作用，处处有水气。

秉大气的土气而生脾脏与胃腑。脾与胃主肉，有运化的作用。人身处处有运化作用，处处有土气。

秉大气的相火而生心包脏与命门腑。命门亦称三焦。心包与命门主油膜，有燔灼作用。人身处处有燔灼作用，处处有相火之气。右肾内的白油，即是命门相火。心房为心脏，油膜包住的心尖，为心包脏。燔灼，即是燃烧。

胃为脾之腑，脾为胃之脏。脏者，藏也；腑者，化也。阳性化，阴性藏。藏者，藏其所化；化者，化其所藏。人身秉造化的阳气而生腑，秉造化的阴气而生脏。腑为阳，其色明；脏属阴，其色暗。阳而明，故能化，阴而暗，故能藏，此“脏腑”二字之意也。他脏他腑仿此。

人身肝木之气，疏泄不及，则现无汗、尿少、粪难、腹痛、胁痛、妇人月经来迟等病；疏泄太过，则现自汗、尿多、遗精、发热、头晕、耳鸣、妇人白带、月经来早等病。疏泄不及者，水中的火气不足；疏泄太过者，金气不足也。

人身肺金之气，收敛不及，则现汗多、头晕、发热、咳逆、上气、遗泄、尿多、痿软等病；收敛太过，则现恶[①]寒、粪艰[②]、胸闷、无汗等病。收敛不及者，木气过于疏泄；收敛太过者，火气不能宣通也。

人身心火之气，宣通不及，则现血痹[③]、神倦、口淡、血寒[④]等病；宣通太过，则现舌痛、喉痛、心跳、心烦等病。宣通不及者，木火之气虚；宣通太过者，中气虚，金气不降也。

人身肾水之气，封藏不及，则现阳越[⑤]、头晕、发热、足肿等病。封藏不及者，金气收敛之力衰，木气疏泄太过也。肾水无封藏太过之病，肾水愈能封藏，阳根愈坚固也。

人身脾土之气，运化不及，则现腹满、停食、上吐、下泻、四肢不举、全身倦怠等病。运化不及者，水火之气虚也。脾土无运化太过之病，有土气填实之病，土气填实，则不能运化也。

人身相火之气，燔灼不及，则现下寒、肾寒[⑥]、脾胃衰弱、二便不固等病。燔灼不及者，相火的本气少也。相火无燔灼太过之病，有相火不降之病。相火降于水中，水中有火，则生元气；相火不降，则燔灼于外，而发烧热也。外之烧热愈大，内之相火愈少也。

圆运动的五行，是融合不能分析的。五行之病，皆运动不圆，作用分离，不能融合所致。以上各病，略举数端，以概其余。

大气的五行，是融合的，分析不开的，人身亦然。五行融合，中气之事。造化个体的中气在地面之际，而分布于整个造化之间；人身的中气在胸下脐上之际，而分布于整个人身之间。中气如轴，四维如轮，轴运轮行，轮运轴灵。轴则旋转于内，轮则升降于外，此中医的生理也；中医的病理，只是轴不旋转，轮不升降而已；中医的医理，只是运动轴的旋转去运动轮的升降，与运动轮的升降来运动轴的旋转而已。由轮而轴，是为先天；由轴而轮，是为后天。《易经》河图所以表示先天、后天的生理的运动，病理、医理都在其间矣。河图详《生命宇宙篇》。

由轮而轴者，由升降而成中气也；由轴而轮者，由中气而成升降也。大气是实在的物质，大气的物质运动有一定的方法，有显明的程序，有各别的作用。由各别而共同，由共同而各别，此圆运动的河图所以立造化之极也。

太阳射到地面的热，经秋金收降于土下的水中，经水气的封藏，阳热与水化合，升出地面而成木气。木气再升而成火气，是为四象。四象运动而生中气，中气亦名土气，土气在四象之中也。此一个五行的圆运动，称曰宇宙⑦。宇乃大气圆运动的个体，宙乃大气圆运动的范围。此宇宙不过地球与日球公转之间，地面上之际，极小极小的一段，是寻常的，是现成的，是自然的，是简易的。人身个体是宇宙圆运动的大气生的，为宇宙的遗传体，故曰：“人身，一小宇宙也。”

［词解］

①恶（wù）：厌恶、嫌憎。

②粪艰：即大便排出不畅或排便过程困难。

③血痹：由于气血不足，感受风邪，血行不畅，阳气痹阻引起，以肢体局部麻木不仁为主要临床表现的病症。

④血寒：指寒邪入血，寒凝气滞，血行不畅的病理状态。

⑤阳越：阳气浮越于外，不能潜藏于内的病理状态。

⑥肾寒：指肾阳虚衰导致的一系列寒症。

⑦宇宙：《淮南子·原道》：“纮宇宙而章三光。”高诱注：“四方上下曰宇，古往今来曰宙，以喻天地。”大气五行圆运动的时空称宇宙，人身个体称小宇宙。

十二经名词的说明

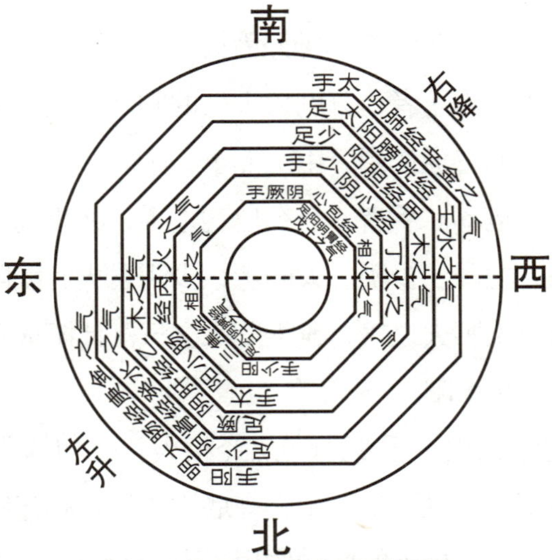

十二经气圆运动图

手太阴肺经辛金，手阳明大肠经庚金。肺为阴脏，大肠为阳腑，同秉大气中金气而生。庚辛者，分别金气的阳性、阴性之称。金气有收敛作用，肺经金气的收敛作用，由上而下；大肠经金气的收敛作用，由下而上，以成一圆运动。手者，肺经自胸走手，络大肠，主降；大肠经自手走头，络肺，主升。太阴、阳明者，太阴湿土，阳明燥金；大肠经秉阳金之气，肺经秉阴金之气，兼秉阴土之气。

足太阳膀胱经壬水，足少阴肾经癸水。肾为阴脏，膀胱为阳腑，同秉大气中水气而生。壬癸者，分别水气的阳性、阴性之称。水气有封藏作用，膀胱经水气的封藏作用，由上而下；肾经水气的封藏作用，由下而上，以成一圆运动。足者，膀胱经自头走足，络肾，主降；肾经自足走胸，络膀胱，主升。太阳、少阴者，太阳寒水，少阴君火；膀胱经秉阳水之气，肾经秉阴水之气，兼秉阴火之气。

足少阳胆经甲木，足厥阴肝经乙木。肝为阴脏，胆为阳腑，同秉大气中木气而生。甲乙者，分别为木气的阳性、阴性之称。木气有疏泄作用，胆经木气的疏泄作用，由上而下；肝经木气的疏泄作用，由下而上，以成一圆运动。足者，胆经自头走足，络肝，主降；肝经自足走胸，络胆，主升。少阳、厥阴者，少阳相火，厥阴风木；肝经秉阴木之气，胆经秉阳木之气，兼秉相火之气。

手少阴心经丁火，手太阳小肠经丙火。心为阴脏，小肠为阳腑，同秉大气中火气而生。丙丁者，分别为火气的阳性、阴性之称。火气有宣通作用，心经火气的宣通作用，由上而下；小肠经火气的宣通作用，由下而上，以成一圆运动。手者，心经自胸走手，络小肠，主降；小肠经自手走头，络心，主升。少阴、太阳者，少阴君火，太阳寒水；心经秉阴火之气，小肠经秉阳火之气，兼秉阳水之气。此阳火乃太阳寒水封藏之大火，故小肠经称太阳。

手厥阴心包经相火，手少阳三焦经相火。心包为阴脏，三焦为阳腑，同秉大气中相火之气而生。相火有燔灼作用，心包经相火的燔灼作用，由上而下；三焦经相火的燔灼作用，由下而上，以成一圆运动。手者，心包经自胸走手，络三焦，主降；三焦经自手走头，络心包，主升。厥阴、少阳者，厥阴风木，少阳相火；三焦经秉阳性相火之气，心包经秉阴性相火之气，兼秉阴木之气。

足阳明胃经戊土，足太阴脾经己土。脾为阴脏，胃为阳腑，同秉大气中土气而生。戊己者，分别为土气的阳性、阴性之称。土气有运化作用，胃经土气的运化作用，由上而下；脾经土气的运化作用由下而上，以成一圆运动。足者，胃经自头走足，络脾，主降；脾经自足走胸，络胃，主升。阳明、太阴者，阳明燥金，太阴湿土；脾经秉阴土之气，胃经秉阳土之气，兼秉阳金之气。

十二经的“经”字，有经过之意。脏腑如储电之瓶，经如传电之线，又经管之意也。

默记此图，为研究本书第一功夫。如难于默记，将每经名词前三字默记，随后再记亦可。手之三阳，自手走头；足之三阳，自头走足；手之三阴，自胸走手；足之三阴，自足走胸。将此八句，先为记熟，再记各经，亦是捷诀。如记不熟，全书皆无着落矣。特别注意！历年各校，得到最优成绩，即三日之后，默写此图的好处；自修之家，不能自己督率自己默写此图，用力多，成功少，可惜之至。

二十四节气圆运动详细说明

小暑、大暑二节。太阳直射地面的热，称之曰暑。大暑者，一年的地面的热，此时最大也。太阳的热，为万物生命的元素。此热经秋由地面降入地面之下，经冬则沉而藏于地下的水中，次年交春由水中与水化合，升出地面之际，交夏浮于地面上的天空，再经秋偕地面新到之热，降入地下的水中，此宇宙一年的圆运动也。“地面上的天空”，此“的”字，注意：言不甚远也。热之能降，金气之力。

立秋、处暑二节。此节为一年圆运动的起点。立秋时，距地面不远的天空之上压力初降，降到处暑，此压力增多，遂将降到地面而未入

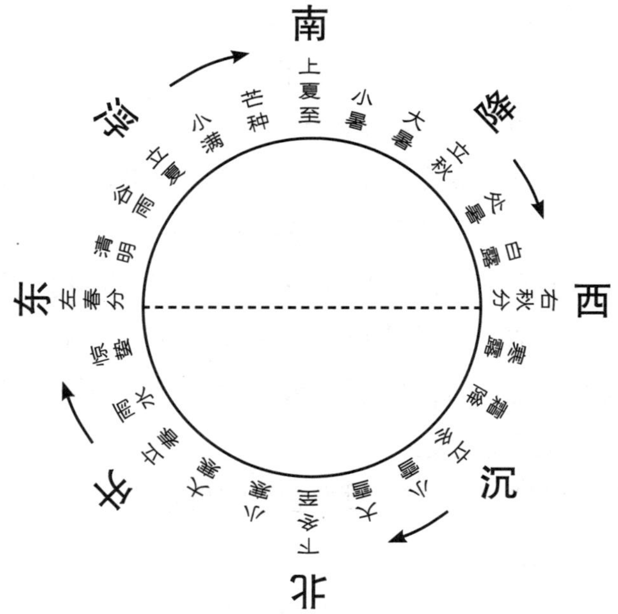

二十四节气圆运动图

土之热压入土内。处者，归也，入也；言地面的热经秋金之降，归入土内也。此时正当中伏，夏至第三庚日起为初伏，第四庚日起为中伏，第五庚日起为末伏。伏者，言金之降气，将地面之热降伏而入于土内也。初伏前，地面虽热，不觉有热气熏鼻；初伏以后，地面上即觉有热气熏鼻；中伏之日，人行地面上，觉热气由地面上蒸，特别浓厚，即是暑气入地的前驱。中伏过了，便是末伏，末伏在处暑前后。

一过处暑，地面上便觉清凉，便是暑气入地已多之现象。庚金之降气，即大气的压力，详《宇宙篇·气象学的证明》。

秋气肃杀，此“杀”字，古文亦作“降”字解。人都认为生杀之“杀”，以为秋深叶落，便是杀气。不知叶之生也，乃根下之阳上升于枝；叶之落也，乃枝上之阳降入于根。谚语有“叶落归根”之言，言始终仍是一事云耳。立秋、处暑之后，阳气下降，万物得根，人身即较强健也。

白露、秋分二节。热降液生，此时地面早晚便有露气。秋分以前，地面上的热多，地面下的热少；到秋气下降，暑气入地，地面上有了露时，地面上的热与地面下的热，多少一样，上下平分，故曰秋分。

寒露、霜降二节。过了秋分，地面上的热降入地面下者多，天空的压力压入地面下者亦多，地面上遂寒冷起来，白露时的露但觉得凉，此时的露便觉得寒。再过半月，地面上的热降入地面下者更多，大气中收敛力量更大，寒气增加，露便成霜。西北方居住土穴的人，穴内的感觉特别明显，东南方亦感觉秋后屋内有热气；此时地面上觉得凉，地面下便已温了，人身亦下部增温也。

立冬、小雪二节。一年的大气，秋降冬沉，春升夏浮，名是大气在降沉升浮，其实是大暑、小暑的阳热在降沉升浮。立冬者，降下的阳热开始在沉也。倘或今年小暑、大暑之时的阳热不降沉下去，或降沉者少，明年春夏便无阳气升浮上来，不惟禾稼无粒，人身且多虚寒死病。阳热由降而沉入土下的水中，地面上由凉而寒，地面下由温而热。寒则收敛力大，雨便成雪也。矿坑下的工友，夏着棉衣，冬则赤体，地面下夏寒冬热之故。

大雪、冬至二节。大雪之时，阳热下沉愈深，地面上的雪愈大；见地面上的雪大，则知地下的阳热沉得愈深。气体的圆运动个体，阳热降极则升，冬至者，阳热降极而升之位也；此时若天暖不冷，或闻雷，或起雾，阳气外泄，便起上热下寒人死最速的温病，来年春夏病更大也。冬至之时，天人的下部阳多，阳多则动，多病遗精、白带。

小寒、大寒二节。降极则升，这升降是带有直上直下的性的，不能生育成物。生物的大气的升降是圆的，阳热之性原是动的，动则直上，自然之理；惟其冬至后，继以小寒，再往大寒，寒能封藏，阳热经寒的封藏，便不能任性直升。小寒、大寒者，封藏又封藏也；沉于地下水中的阳热，为万物发生的生命根本，冬至后寒藏的足，根本深厚，生长乃足。故冬至后寒冷，明年乃能丰收，乃无危险的病。向来无冰雪之地，冬季亦须寒冷，乃能少病。地下水中封藏的阳热升出地面，则成雷、成雾，冬季阳热应当封藏，而反升泄，根本拔起，故重庆冬季雾大，病人多宜附子补阳。

立春、雨水二节。冬寒之后，春气转温；温者，冬时封藏于地下水中的阳热，升出地面，火从水出，其气温和也。立春者，大气的阳热由沉而升也。雨水者，阳热秋降，地面气冷，露则成霜；阳热春升，地面气温，雨则成水也。此时阳根动摇，小儿即多虚病。

惊蛰、春分二节。冬时阳热收藏于地下水中，万物即随阳热之下沉而蛰藏[①]；交春鸟兽交尾[②]，蛇虫启蛰[③]，草木萌动，万物随封藏的阳气升发起来而惊动也。春分对秋分而言，秋分节前地面上阳热多，地面下阳热少，秋分节后地面下阳热多，地面上阳热少；春分节前地面下阳热多，地面上阳热少，春分节后地面上阳热多，地面下阳热少。地面下阳热减少，故春分后的时令病多是下虚。

清明、谷雨二节。阳热初升于地面，阳气弥漫，地面不明；经春分节后再升于地面之天空，则地面清明也。此时阳热升出地面者多，雨水亦多，好种谷也。阳热升出于地面者多，地下阳根则少矣，所以此时外感发热，食凉药多坏。

立夏、小满二节。地下封藏的阳热由升而浮则成夏季，立夏以后地面阳热较多。满者，地面上阳热满也；曰小满者，比较大暑而言也。此时地面阳热小满，不止旧年降沉的阳热升现出来的关系，今年太阳由南往北，地面受热的关系亦居其半。但生物的阳根，则旧年降沉的阳热负责较多。地面之际阳热小满，地面之下阳热已大虚矣，故小满节后多下寒之时病也。

芒种、夏至二节。地面之际阳热小满，雨水又足，麦穗生芒将成熟也。夏至者，至者极也，冬至为阳热降极而升之时，夏至为阳热升极而降之时。

夏至之后，经小暑、大暑，于是立秋；冬至之后，经小寒、大寒，于是立春。立春则阳升，立秋则阳降。夏至阳降，必经小暑、大暑之热，然后降；冬至阳升，必经小寒、大寒之寒，然后升。升降的范围大，则由升降而生的圆运动的中气足，所以夏极热、冬极冷的地方的人特别聪明。冬至以后，交立春而后阳升；夏至以后，却未交立秋，先有初伏、中伏，而阳已先降。造化之道惟恐阳气不降，因阳性本升，所难得者，阳之降也。所以《内经》曰："夫虚者，阳气出也；夫实者，阳气入也。"阳升则出，阳降则入，所以人身交春夏则倦怠，交秋冬则健康也。

二十四节气，简言之，就是夏季太阳射到地面的热，经秋降入土下，经冬藏于土下的水中，经春由土下的水中升出地面，经夏浮于地面之天空，再同夏季太阳射到地面的热降入土下，升降一周，则生中气。图中之太极图，表示中气之所在。中气者，万物之生命也。

秋收冬藏，秋降冬沉；春生夏长，春升夏浮。升者阳热升也，浮者阳热浮也，降者阳热降也，沉者阳热沉也；藏者藏阳热也，收者收阳热也，长者长阳热也，生者生阳热也。

吾人所在北温带地面，夏至之时见太阳往南，地面之天空上的压力向下，地面上的太阳热力遂往下降；冬至之时见太阳回北，压到地面下之水中的压力仍往上收，压到降下水中的太阳热力遂往上升。周而复始，遂成二十四节气之春温、夏热、秋凉、冬寒。所谓大自然的宇宙，如此而已，甚寻常事耳。一日之卯午酉子，一年之春夏秋冬也。《伤寒论》肠胃之热证，申酉时必热加④；遗精、白带，半夜病作⑤；春病温病，夏病霍乱，秋冬人则身体特别健康，皆大气运动整个发现之事实。所以学中医学，必先学知大气，必先学知二十四节气。

读此图要整个地读，在读阳升，就要注意阳降；在读阳降，就要注意阳升；在读地面之上，就要注意地面之下；在读地面之下，就要注意地面之上；在读春，就要注意秋；在读冬，就要注意夏；在读右、下、左、上，就要注意中。将图的左右上下合在自己的身体的左右上下看，便知人身一小宇宙、一气运行之妙，而得到治病的窍要。

节气的"节"字就是竹节，节与节之间是滑利的；一到节上便难过去，宇宙大气交节必郁而后通。久病之人交节前三日多死，大气郁人身亦郁，久病之人腠理⑥干塞，交节不能通过，是以死也；凡病，节前起色，以后即愈得快，可以见中医学是人身一小宇宙之学矣。故学知二十四节气，须用功夫，一点不可含糊；务必于事实上，随时随地找出凭据，欲找凭据，须在病人身上去找。我常谓，在家读医书不如医院的护士容易明白，时时与病人不离开也。中医无医院，只读空书耳，书再不好，更无法学。二十四节气的圆运动图，中医的医院也。

［词解］

①蛰藏：蛰伏藏匿。

②交尾：指雌雄动物交配。

③启蛰：冬天蛰伏的动物到春天开始活动。

④申酉时必热加：申酉时（即15：00点-19：00点）是阳气逐渐下降、阴气逐渐上升的时候。这期间人体的阴阳平衡被打破，对于患有阳热亢盛的患者，如《伤寒论》中肠胃之热证，这个时段会出现明显的发热症状。

⑤半夜病作：半夜时病情发作。

⑥腠理：泛指皮肤、肌肉间隙以及皮肤、肌肉等的纹理。

大气圆运动图说

此图的范围，即是二十四节气的范围。同温层是宇宙的大气圆运动个体上方的外方，有定温层是宇宙大气圆运动个体下方的外方，均与圆运动的大气个体无关。地心热力，在有定温层以下甚远之处，亦与圆运动的大气个体无关。大气圆运动个体的关系，只是地面上原有的阴冷与太阳射到地面上的阳热，澎压交互不已的变动而已。此宇宙是与生物生命有关系的宇宙。“关系”云者，二十四节的大气降沉升浮的圆运动也。

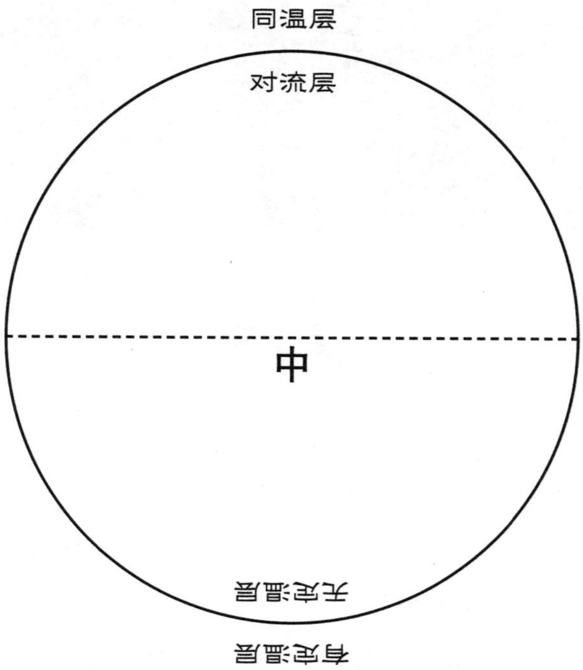

大气圆运动范围图

二、古方上篇

导言

《原理篇》如字母，此篇如拼法、文法、作文。学会字母、拼法、文法，一切作文自能寻出办法。疾病虽多，方药虽多，只分内伤病、外感病两门。本篇引用经方共十六方，前六方为整个内伤病之法，后九方为整个外感病之法。“整个”云者，知道具体的，乃能知道抽象的；而抽象的原则，即是具体的原则。前六方作一整个读，后九方作一整个读。读至烂熟之后，自然发现意想不到之领悟。盖本篇如电力，以下各篇如电光，电力充足，电光自明。本篇读至烂熟，默写无差，以下各篇，到眼皆是熟书，少费多少脑力，便得着整个的成就；如读不烂熟，以下各篇，便费力多，成功少也，因以下各篇的原则、系统、名辞、文法，皆在此篇之故。

著者识

理中丸证治本位的意义

人参、白术各二钱，干姜、炙草各一钱。

古法煎药，只煎一次，分作三服；今人煎药，一煎二煎三煎，其害甚大。只煎一次，药质所含之成分，配合调匀；煎二次三次，药质成分有多有少，便失制方的意义，与病机不符，服之即生他弊。亟宜煎一次，分三服也。

此方名理中汤，以此方作丸，名理中丸。用蜜为丸者，每服三钱至六钱；用水为丸者，每服二钱至四钱，温开水吞送。此份量，系普通常用份量。凡古方份量，用一两者，今用一钱便合功效。古方人参即党参。

治夏月寒霍乱，上吐下泻、头痛、行动无力、不渴者。脉象虚大或微小，右脉较左脉尤微小者病危。

此人身上下左右俱病，不治上下左右，只治中气之法也。人身分上下左右中五部，上部之气由右下降，下部之气由左上升，中气居中以旋转升降，整个的圆运动圆是为无病之人。上部之气不能右降，则头痛；下部之气不能左升，则行动无力；而实由于中气虚寒，不能运化于中所致。中气虚寒，所以胃土之气上逆而作吐，脾土之气下陷而作泻也。中轴的旋转停顿，四维的升降倒作，圆运动成了不运动，故上下左右俱病。不渴，无热也。

言脾胃必称脾土胃土者，因脾胃秉造化之土气而生。脾胃病湿，因土气为湿也；脾胃病寒，因土气根于相火，相火少故中土寒也。中土运动，是为升降。脾胃秉土气，故脾经病则不升，胃经病则不降。如只言脾胃的肉质，则湿寒、升降皆无根由矣。

夏月的大气，中上燥热，中下湿寒。体气偏于燥热之人，感触大气之燥热，引动了本身的燥热，于是燥热偏胜，津液被劫，运动不圆，遂成热霍乱；体气偏于湿寒之人，感触大气的湿寒，引动了本身的湿寒，于是湿寒偏胜，热力消减，运动不圆，遂成寒霍乱。

人身之气，乃升降运动息息皆圆之体。今升降大乱，中气暴亡、顷刻即死，故曰霍乱；霍者，大也，又散之速也。此病土气湿寒，中气大虚。

此方白术燥中土之湿，干姜温中土之寒，参、草补中气之虚。中土温运，胃经复下降之常则吐止，脾经复上升之常则泻止。胃气降则上部气降，头自不痛；脾气升则下部气升，自能行动；中气运而整个升降复，是以诸病皆愈也。

此土气湿寒之下泻，小便必不利也。中土湿寒，运动停顿，木气不能疏泄，故小便不利。土败中虚，故脉微小。右为土脉，右脉尤小者，中土之气将亡，故危。阳败中虚，脉亦虚大，虚大脉较微小脉病轻。

人身中气如轴，四维如轮，轴运轮行，轮运轴灵。中医之法，运轴以行轮之法，运轮以复轴之法，轴轮并运之法而已。此方，运轴行轮之法。

认定着落①，为本书要诀。认定土气湿寒，术、姜便有着落；认定中气大虚，参、草便有着落；认定上逆下陷由于土气湿寒、中气太虚，本方理中便有着落。余方准此。

[词解]

①着落：明确疾病的根源和症状，对症下药。

麦门冬汤证治本位的意义

麦门冬六钱，人参三钱，炙草三钱，粳米三钱，大枣三钱（擘），半夏三钱。

枣有大小不同，故用以轻重为准。不擘开煮不透，故用枣务必擘开。

治火逆、咳嗽上气、咽喉不利者，脉象虚而涩。

此治肺经金气不降之法也。平人①中气旋转，肺气下降，故不咳嗽。肺降金收，故火不上逆。火降则气降，故不上气。气降生津，故咽喉清利。

言肺必称金者，因肺气以收敛、清凉、下降为常；能收敛、清凉、下降，则肺气不病。收敛、清凉、下降者，造化金气之能；肺秉造化金气而生，故不收敛、不清凉、不下降，则肺气病焉。故治肺气之病，必用收敛之法、清凉之法、下降之法，然后病愈。只言肺病，不称金病，则清凉、收敛、下降皆无根由矣。故言肺必称金，言脾胃必称土，言肝胆必称木等，皆古中医学之定法，亦古中医学之妙法。

此病由于中虚不运，肺气偏燥，伤及肺液。肺燥气逆，收令不行，故咳嗽、火逆、上气、咽喉不利也。

方用炙草以补中气，粳米、大枣、人参以补中生津，麦冬以润肺燥。肺气逆者，胃气必逆，故用半夏以降胃气之逆。肺降津生，收敛复旧，故诸病皆愈。脉象虚涩，涩为津液不足之象，虚乃中气虚也。

此病之咳嗽，乃无痰之干嗽，此干嗽与咽喉不利，即火逆上气的事实。气往上逆，因火逆也。火之上逆，因肺金燥也。

治肺金之燥之药，只麦冬一味，而中气之药如此之多，因中气如轴，四维如轮，轴运轮行，本乎自然，必以中气药辅肺金之药，肺金乃能降耳。且土为金母，补土以生金，圆运动之力更速也。此轴轮并运之法。

[词解]

①平人：健康无病的正常人。

小建中汤证治本位的意义

饴糖二两调服，炙草二钱，大枣肉六钱，桂枝钱半，生姜一钱，炒白芍三钱。

治虚劳、里急、腹中痛、衄、手足心烦热、咽干口燥、梦中失精、四肢痛者，脉象浮虚或涩数。

此治胆经相火不降之法也。虚劳者，气血皆虚，劳，极困之意。里急腹痛者，胆木不降则肝木不升，郁而不舒，冲击作痛也。肝胆的肉质俱在身右，肝经、胆经的作用，则胆经作用在右，肝经作用在左；必胆经相火下降之气藏于少腹，然后发生肝经作用，胆经作用在右降，肝经作用在左升也。言肝胆必称肝木、胆木者，木本生火，胆木降生相火，肝木升生君火。人身肝胆秉造化的木气而生，所以肝胆之病属木气之病。

衄者，鼻中血出。肺窍于鼻，胆木不降，相火逆行，肺金被刑，不能收敛也。肺秉造化的金气而生，有收敛的作用。金性收敛、凉降，火性发散、热腾。造化的火气，能克金气；人身的火气，能克肺气，故曰肺金被火刑克，不能收敛也。

手足心热烦者，甲木不降，心包相火逆行，故手心热；乙木不升，郁生下热，故足心热也。甲乙乃分别木气的阴阳的符号，不曰甲木、乙木，只曰胆木、肝木亦可；惟不曰胆木、肝木，只曰胆腑、肝脏则不可。只曰胆腑，如何能使手心热？只曰肝脏，如何能使足心热乎？手心乃心包经穴道，心包属相火，故胆经相火之气不降，心包相火不降，手心即能作热；足心乃肾经穴道，肝木生于肾水，肝木之气不升，下陷于肾水之位，故足心即能作热。

咽干口燥者，甲木不降，风热耗伤肺液也。风者，人身之动气，为木气所发生。甲木下降，风气自平。甲木乃阳性之木，如其不降，阳性主动，风气亦动。风动狂肆，肺金不能收敛，则肺家①津液即被风木耗伤，金伤不降，火气不收，故燥热也。肝胆病则疏泄，疏泄者，木气之作用。凡动风发热，皆木气疏泄使然，故言肝胆必曰木气，惟肝胆本脏肉质有病，则曰肝脏胆腑也。

梦中失精者，甲木不降，相火拔根。子半阳生②，阳生木动，经脉滞塞，运动不通，阳气郁阻，故疏泄而梦中遗精也。妇人带病亦经脉滞塞，甲木不降，水气不藏之故。

四肢痛者，四肢秉气于脾胃，土困木贼，津液干枯，脾胃病于内，荣卫、经络瘀塞于外也。荣卫，详下文桂枝汤、麻黄汤。

木火金水俱病，中气之虚极矣，中气虚极，不能运化四维，故病如此。此病全由胆经甲木不降，克伤中气，相火上逆，烧灼肺液，腠理瘀塞而起。

故方中重用芍药，以降甲木，敛相火而通腠理；重用饴糖，以养津液；并用炙草、姜、枣，以补中气而调荣卫。甲木、乙木，本是一气，甲降则乙升，故重用芍药以降甲木，轻用桂枝以升乙木。木调土运，肺降津生，火降归根，中气转旺。经气之升降既复，木不克土，脾胃气和，饮食加增，气血充足，故虚劳诸病皆愈。

腠理详《原理下篇》。脉象涩而数，涩为津少，数为中虚，又为虚热；浮虚者，火逆中虚，故浮虚也。

降胆经必重用中气药，中气旋转则四维升降也；建中气必降胆木，四维升降则中气旋转，中气生于相火也，此轴轮并运之法。

[词解]

①肺家：指肺的功能和作用。

②子半阳生：子时（23：00点至次日1：00点）阳气开始上升的状态，这个时刻被认为是阳气从低谷开始回升的起点。

当归生姜羊肉汤证治本位的意义

当归三钱，生姜三钱，羊肉半斤。

治寒疝、胁痛、里急、腹痛及产后腹痛者。此病脉象虚大或细微。

此治肝经木气不升之法也。肝经木气者，生气也，温暖滋润则生气充足，条达上升，而化心火；如不温暖滋润，则肝阳下陷，生气下郁，而病寒焉。

足厥阴肝经下络睾丸，肝木下陷，陷则生寒，故病寒疝。疝者，睾丸肿痛，木气结聚成形也。胆经循右胁下降，肝经循左胁上升，肝家生气郁而不升，是以胁痛。肝木之气升于左而发于右，循行腹部全体，生气郁而不舒，升不上来，故病里急腹痛。产后腹痛者，产后血去，温气消失，肝经生气不足，木气郁而不舒也。

当归温补肝血，羊肉温补肝阳，滋补木中生气以助升达，加生姜以行其寒滞，故诸病皆愈也。肺金应乎秋气，清凉则降；肝木应乎春气，温暖则升。此方所治各病，皆肝木纯寒，无一些风燥之病，所以服温暖之药，诸病皆愈。

脉象虚大细微，皆肝经阳气不足，因而生寒之象。肝经因寒不升而现寒疝等病，此等病都不能食者，四维不能运动，中气因以不足故也。人身中气旋转则四维升降，四维升降则中气旋转。凡病愈的结果，在四维升降而中气复原，生命乃能复原。古方之有补中药者，直接补中之法；无补中药者，皆调理四维之升降，以复中气之法。此方当归、生姜、羊肉温补肝经，使其上升，即是调理四维之升降以复中气之法，四维之运动圆，则生中气是也。此运轮复轴之法。

肾气丸证治本位的意义

干地黄六钱，薯蓣四钱，山茱萸二钱，粉丹皮三钱，茯苓一钱，泽泻一钱，桂枝一钱（去皮），附子二钱。

治虚劳、消渴、小便过多或小便不利、里急、少腹拘急者，脉虚、两尺极微。

此治肾经水气不升之法也。肾水者，人身津液之存于下部者也。津液来源在于肺金，津液消耗在于肝木。肾水主藏，肝木主泄，木气疏泄，则生风气。

消渴者，肾水被风消耗，水气不能养木，风气愈增，且消及肺家津液也，肺液被消，故渴。人身小便流通，原赖肝木疏泄之力。平人小便亦不过多，亦无不利者，木气和平，疏泄适宜也；消渴之病，水火不足，不能养木，木气失根，忽而疏泄太过，忽而疏泄不及，疏泄太过则小便太多，疏泄不及则小便不利。虚劳、里急、少腹拘急，皆水气不足，木气失根，郁而不舒耳。

方用地黄润木气，调疏泄而保水气；薯蓣补金气，助收降而生水气；茱萸敛火；丹皮清热；苓、泽除湿。湿者，木金升降不遂，土气郁而为湿也。用附子补水中之火以培木气之根也，用桂枝达木气之郁也，水火俱足，木气得根，故风平渴止，小便照常，诸病皆愈。水中火足则生木气，水中有气则木气上升，木气上升则疏泄自调。

脉象两尺极微，肾为人身津液之主，候在尺脉，津液少故两尺脉微。两尺以候肾，左尺以候水，右尺以候肾水中之相火，此病两尺脉微，右尺必较左尺更微。所以养水药中又用附子，附子大热，专补下焦相火之药。中气为生命之主，肾气为中气之根也。消渴、小便过多、小便不利、里急、少腹拘急，此木气成风的事实也。

造化之气，春木主升，秋金主降。木升生火，火气又随秋金而降入水中；金降生水，水气又随春木而交入火内。木升金降，火水交济，四维既圆，中气自旺。人与造化同气，无病之人的气化，即是一个肾气丸。病此病者，服此方后，病愈身安，精神爽健，饮食增加，即是四维的升降既已复旧，中气的旋转因而照常也。此运轮复轴之法。

大黄黄芩黄连泻心汤证治本位的意义

大黄一钱，黄连一钱，黄芩一钱。

麻沸汤渍[①]少顷[②]，热服。沸水多时，泡如麻子细，为麻沸汤。

治心气不足、吐血、衄血者，脉洪，重按不空[③]。

此治心经火气不降之法也。人身水气在下，火气在上，水气在下应往上升，火气在上应往下降。火者，动气也。

火气不降，动而上逆则吐血、衄血。手之三阴，其气主降，心气不足，降气不足也，法当用三黄以降心火。渍而不煎，取味最轻。麻沸汤，性轻而浮，使三黄之性缓缓下行也。曰泻心者，只降上脘以上之火，不降及中脘之意；如泻及中脘，便生大祸矣。心火不降，心包相火不降也，心经君火不病。脉象洪，洪乃上盛之象，浮多降少，故上盛而洪。重按不空，故可用三黄。

火气最易直上，全赖金气收而降之，入于土下；吐血、衄血者，金之降气被火之升气所伤，金之收令不行也。三黄苦寒，将火降下，肺金乃收；运动复圆，故病愈人安也。病愈人安者，四维升降，中气复旺也，此运轮复轴之法。

[词解]

①渍：浸；泡。

②少顷：指很短的时间。

③重按不空：即脉象在重压下仍然存在且不感觉空虚。

六方整个圆运动读法

图解的说明

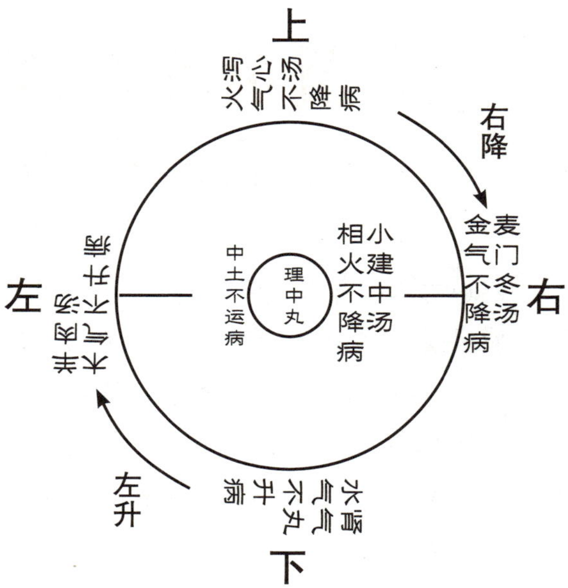

将此图合在自己身体上，揣想五行整个圆运动的生理与病理与医理，揣想明白，便得着整个医学的基础。此图君火、相火均往下降，君火为相火的终气，相火为君火的始气。造化之气，今年太阳直射地面的相火，降入冬季水中，明年由水中升至地面的天空则成君火；人身之气，今日胆经的相火，降入肾水之中，明日由肾水中升至心房则成君火，虽是五行，实是六行。

人身一小宇宙，中土旋转于中央，火金右降于南西，水木左升于北东。理中丸，中土不运之方；麦门冬汤，金气不降之方；小建中汤，胆经相火不降之方；当归生姜羊肉汤，木气不升之方；肾气丸，水气不升之方；泻心汤，心火不降之方。人身六行六气之病与治法，即以此六方为大法。大法者，大概以此为准之法也，此六方须作整个圆运动读。

人身疾病多矣，事实上只分内伤病、外感病两门。内伤病，不论何经有病，仍是圆运动着的，必待积年累月，形质力量损坏消灭，不能运动，中气不能复生，然后人死；外感病，六气运动失圆之病也，初则一气偶偏，继则一气独胜，一气独胜，诸气败亡，中气消灭，所以人死。

六方病理、医理表

方名	症状	原理	治法	脉象	备考
理中丸	上吐下泻，头痛，行动无力，不渴	中气虚，土气湿寒	补中燥湿温寒	微小或虚大	治中土不运法
麦门冬汤	火逆，咳嗽上气，咽喉不利	中气虚，肺气燥逆	补中润肺，降肺降胃	虚涩	治肺经金气不降法
小建中汤	虚劳里急腹中痛，衄，手足心烦热，咽干口燥，梦中失精，四肢疼痛	中虚胆逆，土木两枯，相火外泄，滞寒荣卫	补中气，降胆经相火，润燥通塞	涩数或浮虚	治胆经相火不降法
当归生姜羊肉汤	寒疝腹痛胁痛，产后腹痛	肝经寒	温润肝经	虚大或细微	治肝经木气不升法
肾气丸	虚劳消渴，小便不利，或小便过多，里急，少腹拘急	肾气不升	补气滋肝，除湿补火	两尺极微	治肾经水气不升法
大黄黄芩黄连泻心汤	衄血，吐血	心经降气不足	降心气	洪，重按不空	治心经火气不降法

前六方治内伤病，除理中丸证中气暴亡，其死甚速外，其余各病皆可徐徐调理，将五行运动失圆之处，调之使圆。若外感一气独胜之

病，治救稍迟，即致死亡，因形质不易损灭，气则易于消散也。外感病以《伤寒论》为宗，伤寒病分荣卫表病、脏腑里病、少阳经病。外感风寒，项强、身痛，恶寒、发热，可发汗而愈之病，为荣卫表病；阴脏病寒，温补乃愈，阳脏病热，攻下乃愈之病，为脏腑里病；表主外、里主内也，不在表，不在里，不可发汗，不可温补，不可攻下，和解乃愈之病，为少阳经病，少阳经病在表里之间也。

荣卫的意义

宇宙间澎力压力混合而成圆运动的大气个体，内含一开一合的作用，开则疏泄，合则收敛，疏泄则成风，收敛则成寒；人身阴阳混合而成圆运动的气体，内含一开一合的作用，开则疏泄，合则收敛，疏泄则发热，收敛则恶寒。疏泄谓之荣，收敛谓之卫，疏泄者木火之气，收敛者金水之气。木火之气由内向外，有发荣之意，故曰荣；金水之气由外向内，有卫护之意，故曰卫。荣卫者，脏腑以外整个躯体圆运动之气之称。整个圆运动分离，则疏泄偏现而荣病，收敛偏现而卫病；分而复合，荣卫交互，圆运动恢复整个，则汗出病愈也。荣卫为风寒所伤，则荣卫分离也，分离小则病轻，分离大则病重。

桂枝汤证治本位的意义

芍药三钱，炙草二钱，大枣六钱，生姜三钱，桂枝三钱。

水四杯煎成二杯，温服一杯，饮热稀粥一杯，覆衣，取微汗；如不汗，再服一杯；如仍不汗，再煎一剂，服如前法。禁生冷、黏滑、油腻、肉面酒酪、五辛[①]、臭恶之物。

治荣卫外感于风，项强、头痛、身痛、发热、汗出、恶风，脉浮缓者。

此治荣卫表证，偏于疏泄之病之法也。风者，空气中疏泄之气；荣者，人身中疏泄之气。疏泄，故发热、恶风；疏泄，故汗出；风性疏泄，故脉缓，缓者疏泄虚散之意；荣卫行身之表，荣卫病，故脉浮；荣卫不和，故项强、头痛、身痛。卫气收敛，与风异性，故风不伤荣而伤卫，卫被风伤，病却在荣。风伤卫而荣病者，卫伤则卫的收敛作用减少；荣的疏泄作用加多，多则郁，郁则病也。

此方用芍药收敛荣气之疏泄，以交卫气为主。用桂枝者，桂枝实表阳，调荣卫也。荣气偏郁，运动不圆，中气必虚。故用炙草以补中气，生姜、大枣助胃气，补胃液，以调荣卫也。芍药敛荣气之疏泄者，降胆经也。服此汤后，中气复而荣卫和，故汗出而病解。已经自汗伤津，故饮热粥助津液，以作汗也。禁生冷诸物者，荣卫根于脾胃，荣卫郁则脾胃滞，生冷诸物增加脾胃之滞，荣卫更不能调和也。荣卫，详《原理下篇》。

[词解]

①五辛：指五种辛味蔬菜。一般指葱、薤、韭、蒜与兴蕖（阿魏）。

麻黄汤证治本位的意义

麻黄三钱，杏仁三钱，炙草二钱，桂枝二钱。

水五杯，先煎麻黄，减二杯，去沫，入诸药，煎二杯，温服一杯。覆衣取微汗，不用饮粥。禁如桂枝汤法。

治荣卫外感寒邪，项强、头痛、身痛、骨节疼痛[①]、无汗、恶寒，脉浮紧者。

此治荣卫表证，偏于收敛之病之法也。寒者，空气中收敛之气；卫者，人身中收敛之气。收敛故恶寒；收敛故无汗；收敛故脉紧，紧者收敛闭束之意；荣卫行身之表，荣卫病故脉浮；荣伤卫郁，荣卫不和，故项强、头疼、身痛，骨节疼痛。荣气疏泄，与寒异性，故寒不伤卫而伤荣，荣被寒伤，病却在卫。寒伤荣而卫病者，荣的疏泄作用减少，卫的收敛作用加多，多则郁，郁则病也。

此方用麻黄疏泄卫气，卫气之收敛，以交荣气为主；用桂枝者，桂枝益表阳，调荣卫也；卫气偏郁，运动不圆，中气必虚，故用炙草以补中气；用杏仁者，卫闭则肺逆作喘，杏仁降肺逆也。不用生姜、大枣，不饮热粥者，未经自汗，中气与津液未伤也。服此汤后，中气复而荣卫和，故汗出而病解。此证项强、身痛，较桂枝汤证重，卫气闭束之故。

桂枝善实表阳，桂枝汤证自汗出，表阳虚，桂枝与芍药之收敛，相辅而行也；麻黄汤证之用桂枝、麻黄发汗，最虚表阳，桂枝所以善麻黄之后也。

阴阳二气合成的圆运动个体，一开一合。荣气疏泄，病在开，桂枝汤以合之之法为治；卫气收敛，病在合，麻黄汤以开之之法为治。荣卫分离，中虚之故，桂、麻二方，皆重在补中。此伤寒表病之大法，一切外感病发热恶寒之法统此。桂枝汤并非治外感入了身体之风，风伤卫耳，风并未入了人身也；麻黄汤并非治外感入了人身体之寒，寒伤荣耳，寒并未入了人身也。芍药所以收敛荣气，非散风也；麻黄所以疏泄卫气，非散寒也。若果风寒入了人身，岂有反用芍药收敛而病愈之理？

[词解]

①骨节疼痛：指全身关节疼痛。

桂枝麻黄各半汤证治本位的意义

芍药钱半，桂枝钱半，麻黄钱半，杏仁一钱，炙甘草钱半，生姜一钱，红枣肉三钱。

治荣卫双郁，发热恶寒、无汗、项强、身痛，八九日不解、形如疟者，脉虚。

此荣卫双解之法也。外感之病，偏于疏泄，汗出发热；偏于收敛，无汗恶寒。荣卫之气，如环无端，单卫郁者少，单荣郁者亦少，荣郁卫必郁、卫郁荣必郁者实多，不过分何方郁的轻重耳。

此荣卫双郁，多日不解，既现荣卫双郁之证，而脉转虚。虚者，不偏紧，不偏缓，微弱之象；微弱之脉，病势不盛。荣卫单郁者病重，双郁者病轻；单郁者一方隔绝之势，双郁者双方欲和之机。双方欲和而未能，故用桂、麻二方减轻合用以和之。服后得欲似汗，即解矣。

荣卫单郁，中气大虚，易入脏腑；荣卫双郁，双方平衡，中虚较轻，故病八九日有如疟状，仍在表也。

此三方为治外感表病大法。荣郁发热，偏于疏泄；卫郁恶寒，偏于收敛，是对待的。表病不解，入脏病寒，入腑病热，亦是对待的。荣卫病，乃人身荣卫为风寒所伤而荣卫自病，并非风寒入了荣卫为病；入脏入腑云者，亦脏腑自病，并非风寒入了脏腑为病。此点要紧，切不可忽。

中气不足，故荣卫偏郁；中气败甚，故表病入里。里气偏寒之人，故脏病；里气偏热之人，故腑病。名曰表病入里，其实乃脏腑里气自病。“自病”二字解决，全部《伤寒论》解决，一切外感病解决。

荣卫之气，外发则吉，内陷则凶。荣卫病总以早得汗而解为好，汗则外发也。以上荣卫表病。

四逆汤证治本位的意义

附子三钱，干姜、炙甘草各二钱。

治太阴病，自利、腹自痛、腹满而吐、食不下[①]，脉沉而微。

此治太阴脾脏病之法也。脾乃阴脏，阴中阳足，则脾经上升，与胃经合成圆运动，阴阳和平，不病寒也。

病则太阴阴盛，胃气消灭，则病湿寒。寒湿偏多，故自利，腹满，吐而食不下；水寒火灭，木气失根，郁而冲击，故腹自痛。此火土两寒，中气将脱，危险极矣。

此方用炙草补中气，用干姜温中寒、除湿气、用附子温肾水以救火，火土俱复，阳与阴平，运动复圆，所以病愈。

此六气运动不圆，太阴湿土一气独胜之病。病在荣卫，不速汗解，平日脾阳素虚之人，病即由表入里，则成此病；或表证才现，里证即作，则成此病。病成之初，必面色灰黯，精神短少，舌苔灰润，而口淡不渴也。表证里证兼现者，先温里②，后解表③。阴盛阳微，故脉沉微。

表里本是一气，表气偏，里气必偏，所以表病不解，里病必作。里病已愈，表病自愈。表气病，里气不病者，必中气健旺之人，里气的阴阳调和，不成里病。里病一成，便成生死问题矣。他脏他腑准此。

[词解]

①食不下：指食欲不振或不能进食。

②温里：指用温热药治里寒证的方法。

③解表：指通过发汗的方法以祛除表邪的治疗方法。

附子汤证治本位的意义

附片、白术、茯苓、人参、炒白芍各三钱。

治少阴病，手足寒、背恶寒、蜷卧、但欲寐①、骨节痛，脉现微细。

此治少阴肾脏病之法也。伤寒病，分太阳、阳明、少阳、太阴、少阴、厥阴。阳腑病热，阴脏病寒。少阴肾脏，病则阴寒，水寒克火，火灭土亡，危险极矣。

四肢秉气于中土，中土阳亡，则手足寒冷。阳入于阴则寐，水寒无阳，则蜷卧欲寐而不能寐。肾主骨，肾寒则背脊恶寒。水寒土湿，木郁风生，则骨节痛。此病致死极速。

此方用附子温补肾阳，人参、茯苓、白术补土泄湿，芍药和木息风。附子温补肾阳，易动风木之气；附子与芍药并用，肾阳复而风木不动也。已现骨节疼痛，风已起矣，故既用附子以温水，又用芍药以息风也。火土复而木气安，阳与阴平，运动复圆，是以病愈。芍药性寒，最败肾阳，此方与附子同用，附子温补肾阳也。风乃木气，非风寒之风也。

此六气运动不圆，少阴寒水一气独胜之病。病在荣卫，不速汗解，平日肾阳不足之人，病即由表入里，则成此病；或表证才现，里证即作，则成此病。病成之初，必神色黯淡，恶寒气微也。水寒土败，阳微气少，故脉微细。肾阳亡，故肾水寒。

[词解]

①但欲寐：指精神萎靡，神志恍惚，似睡非睡之状态，多见于少阴病寒化证。

乌梅丸证治本位的意义

乌梅三十枚，蜀椒、当归各四钱，桂枝、党参、附片各六钱，干姜二钱，黄连二钱，黄柏、细辛各三钱。

共捣，筛，蜜为丸，如梧子大。服二十丸，日三服，稍加至三十丸。乌梅先用醋浸一宿，饭上蒸，捣如泥，和各药为丸。用时如无丸药，可减轻用份量六分之一，煎服，日三服，隔二小时服一次。

治厥阴病，厥热往返、消渴、气上冲心、心中热痛、饥不欲食、食则吐蛔、心烦（有时安静，静而复烦），脉虚细急数。

此治厥阴肝脏病之法也。厥热往还[1]者，厥为寒冷，厥阴乃阴寒已极[2]、微阳初生之气。厥阴风木，子气为火，母气为水。厥阴病则风动无定，或见子气而病热，或见母气而病寒，故热后复厥，厥后复热。平人之厥阴，不病厥热者，中气旺而水火交也；厥阴一病，风木克土，中气既败，水火分离，于是火气现而热，水气现而厥。热多则火土复而人生，厥多则火土亡而人死也。

消渴者，风木之气因水寒脱根而疏泄上冲，疏泄伤津，故渴而欲饮，饮而仍渴。气上冲心，心中热痛者，足厥阴肝经为风木，手厥阴心包经为相火，肝经木气上冲，而心包相火又因中气虚败，不能下降，故气上冲心，心中热痛，饥不欲食。食则吐蛔者，风动耗津，故饥；土气已败，故不能食。蛔乃木中阳气所生，中下既寒，蛔不安居，食后胃上加温，蛔避寒就温，故上行而吐出。心烦者，蛔乃肝家阳气所生，蛔动则阳动，阳动故心烦。

此病水寒火热，木枯土败。方用附子、蜀椒、细辛，温水寒而培木气之根；黄连、黄柏清火热，以保木气之津液；桂枝、当归，温养木气，以息风气；人参、干姜以温中补土；乌梅大生木液，而补木气。风盛则木气自伤，惟乌梅能补木气也。水温火清，木和土复，阴阳平和，运动复圆，是以病愈。

此六气运动不圆，厥阴风木一气独胜之病。病在荣卫，不速汗解，平日肝阳不足之人，病即由表入里，则成此病；或表证才现，里证即作，则成此病。病成之初，必气微而躁烦不安也。木气动而耗津，故脉虚细；微阳拔根，中气虚极，故脉急数。

乌梅丸为肝脏阴寒之方。黄连、黄柏，大寒之药，乃如是之重者，水寒则木郁生风，风又生热，热又伤津，津伤则风更动，寒不去风不息，热不去风更不息。寒温并用，木气之本性使然。此方虽寒温并用，仍以温水寒为主，清火热为辅。六气中惟风木复杂，风木能研究彻底，余皆彻底矣。

以上三阴脏病，脏病忌发汗。

[词解]

①厥热往还：寒热往返。

②阴寒已极：阴寒即尽。

大承气汤证治本位的意义

大黄四钱，枳实、芒硝各二钱，厚朴八钱。

治阳明病，胃家实，日暮潮热、六七日不大便、谵语、手足濈然[①]汗出、腹满痛拒按，脉大而实。

此治阳明腑病，肠胃燥结实证之法也。承气者，承中气也。中气左旋化阳，右转化阴，阴阳平均，中气乃治。阴进则阳退，阳盛则阴消。阴阳偏胜则中气伤而人病；阴阳偏绝，则中气亡而人死。三阴病，阴盛阳绝；大承气汤证，阳盛阴绝。当此之时，阴阳平均的中气，几乎有阳无阴了。日暮潮热者，阳明燥金，气旺于申酉之时，燥金气旺，每日申酉加热，如潮来之有定时，此时胃中阳旺，故阳明病必此时热增也。谵语者，胃中津液消亡，心火不降，烧灼神昏也。手足濈然汗出，六七日不大便者，胃肠燥极也。腹满痛拒按者，肠胃有燥屎结实也。《伤寒论》云"胃中有燥矢"，乃胃中食物被燥气炼干云耳，故曰"胃家实"也。矢，古"屎"字。

阳明燥金，大肠主气，胃土从化。金气以收敛为能，故金燥必结，故燥屎坚硬也。阳明胃腑燥热之证，亦有泻稀水、放屁，而潮热、谵语、腹满痛拒按者，此肠中必有燥屎数枚，所谓热结旁流，亦大承气汤证也。凡用下法，总要以手按大肠部位，名曰腹诊。

此方大黄、芒硝，攻下燥屎；枳实、厚朴，开通滞气。阳退阴复，中气承接，运动复圆，是以病愈。

此方妙处，在大黄、枳实性寒，芒硝、厚朴性热，寒热混合则生圆运动的作用。如不用芒硝、厚朴之热，只用大黄、枳实之寒，直攻而下，一定将人下死。脉实而大，阳热充满之象，与三阴脏病阴盛阳微，是对待的理法。世谓芒硝性寒，错误。但是要用大承气汤，须先以小承气汤试探，服小承气汤后放屁，是有燥屎，可用大承气汤；若不放屁，是无燥屎，便不可用。小承气汤，大黄二钱，枳实一钱，厚朴二钱。

此六气运动不圆，阳明燥金一气独胜之病。病在荣卫，不速汗解，平日胃阳偏旺之人，病即由表入里，则成此病。病成之初，必蒸蒸发热，汗出气盛，而舌苔干黄，数日之后，乃成此证，不比三阴病成之速也。此病表证未罢，里证续作，当先解表，然后下里，与三阴表证里证兼现，当先温里，然后解表，是对待的理法。一气独胜，诸气消灭，圆运动解体，所以人死。

[词解]

①濈（jí）然：一种特定的汗出状态。

桃核承气汤证治本位的意义

桃仁三钱，桂枝二钱，炙甘草二钱，大黄二钱，芒硝一钱。

治太阳腑病，其人如狂、少腹急结[①]、内有蓄血、小便利者，脉象沉实。

此治太阳膀胱腑病之法也。太阳之腑，膀胱也。膀胱位在少腹，膀胱有热，大肠血瘀，故少腹急结；血热必神乱，故人如狂；热实，故小便利；热结在里，故脉沉实。

此方大黄、芒硝，以下膀胱腑热，桃仁以下瘀血；膀胱腑虽有实热可下，而胃中却无可下之物，硝、黄极伤胃气，故用炙草以补胃气；用桂枝者，达表气也，因太阳膀胱之经，在荣卫之内，膀胱本腑有热，其经气即将荣卫之热，引入本腑而成此证，故用桂枝将其经气仍达于表也。小便如不利，内热未实，便不可下。如血自下，血去热退，不必服药自愈。

此六气运动不圆，太阳腑热之病也。病在荣卫，不速汗解，平日血热阳胜之人，病即由表入里，表证不罢，里证即作，则成此病。病成之时，但觉少腹急结，忽然发狂也。

以上阳明、太阳腑病，腑病忌发汗。

[词解]

①少腹急结：指小腹部急迫不舒，或痛或胀，拘急或按之硬满。

小柴胡汤证治本位的意义

柴胡、黄芩、法半夏、生姜、人参、炙草各三钱，大枣肉六钱。

治少阳经病，寒热往来、口苦、目眩、耳聋、咽干、胸满、胁痛、默默[1]不欲食、心烦喜呕，脉象虚小弦数。

此和解少阳经病之法也。少阳胆经，居荣卫之内，脏腑之间。此经一病，阴阳不和，阴郁则恶寒，阳郁则发热，郁而不解，故寒热往来；胆经不降，相火上逆，故口苦、耳聋、目眩、咽干；胆经自头至足，循耳后，下胸，环[2]胃，循胁，胆经不降，故胸满、胁痛、不食、心烦喜呕。胆经与三焦经同属少阳相火，胆经相火既上逆不降，三焦经相火必下陷不升，上逆下陷，经气结滞，故病有以上诸证。三阳腑、三阴脏，是平列的；少阳却无腑证而有经证，是平列中的不平处。

此方柴胡升三焦经之下陷，黄芩降胆经之上逆；胆经逆，胃经必逆，半夏、生姜降胃经之逆；相火上逆，中气与津液必伤，姜、枣、炙草、人参补中气生津液。中伤火逆，脏阴易动，故重用补中之品，以防止脏阴之动也。

此病上逆、下陷、中虚，此方一面升陷，一面降逆，一面补中以调升降，此和解之法也。火陷中虚，故脉虚小；木火结滞，故脉弦数。

[词解]

①默默：指患者精神不振、沉默不语的样子。

②环：指经脉环绕于某部四周。

三、脉法篇

导言①

尝谓读书不易，治病不难。书只言理，病则凭脉；理是活动的，脉是实在的。惟其是实在的，可以再三审查，反复推求，以得着实在之解决，所以云治病不难也。而人往往得不着实在的解决者，学脉的方法不善也。学脉之法，一曰脉位，一曰指法，一曰脉象，一曰脉理。明白脉位与指法，然后能捐除②自己的成见，看清脉来的真象。脉象、脉理，必须于普通学法之中，有系统以贯之，而后无繁难之苦，而后有运用之乐。此篇，脉法较善之法也。

编者识

[词解]

①据前文《本书读法次序》：“《脉法篇》……较易学，读《古方上篇》后，便须看的。”故《脉法篇》位置移于此处。

②捐除：抛弃，除去。

枯润二脉

枯润二脉者，用药之提纲。枯脉宜养阴，润脉莫伤阳。润者津液充足，枯者津液干涩。润脉无论何病，慎用凉润药；枯脉无论何病，忌用热燥药。认明枯润二脉，处方用药，便少错误。

微弱二脉

微脉润而少，轻有重按无；总属阳气微，温补宜急图。弱脉枯而少，轻无重按有；总属阴液枯，清润法当守。此二脉，脉体皆少，一者宜补气补阳，一者宜补液补阴，最易含糊，须于轻按重按之间，寻出证据以为用药之本。病人的体质不是阴虚，便是阳虚，故诊脉先以枯润弱微，分别阴虚阳虚，便有把握也。“微弱”二字，自来概属虚脉之称，而于阴虚阳虚，置之不辨，遗误后学不少，故于脉法起首郑重言之。《伤寒论》少阴病，脉微细，用附子；营卫病，脉弱而渴，用石膏是也。

枯润二脉辨别阴虚阳虚，弱微二脉辨别阴虚阳虚，又须审查两尺，左尺较右尺少为水虚，右尺较左尺少为火虚。据两尺以为判断中之判断，用药更少误差。总之，脉法的阴虚阳虚，认识无差，然后能认识一切疾病的阴虚阳虚，然后能判断一切医书所说疾病的阴虚阳虚，此要诀也。

虚实二脉

实脉中沉盛，满指成分厚；久按总有力，攻下须研究。此为阳实、气实、热实、胃家实，可用攻下之实脉。脉之成分厚而不薄，满指有力，中沉两部久按不衰，此为完全的实脉；所谓完全实者，中土实则全体皆实也，攻下胃实，不可冒昧，须有法度，应当研究，详《古方上篇》大承气汤中。此外，则伏而有力，脉细有力，软而有力，滑而有力，亦有实意，但只腠理热实，只宜清润疏通之法，无有下法；完全实脉，脉来迟缓，因中土实则热实，热实则脉来不数也。病有名“五实证”者，脉完全实，而不食，不大便，不小便，不出汗，须攻下与发汗并施，此证少有。凡诊实脉，须兼腹诊，以手按大肠部位，病人拒不受按，此肠中有当下之燥屎；此脉有小而实者，如兼现虚证，当用补气补血之药，辅助下药缓缓下之，如《温病篇》之黄龙汤法是也。

虚脉松而大，气血与阳虚；阴虚液虚者，脉与松大殊。松，有成分不足向外松散之象，大而松为气虚、血虚、阳虚，乃对上项厚而有力之实脉而言。其实除厚而有力之实脉外，多是虚脉，不止松大为虚。大而松之虚，直接当补之虚也。其他之虚，脉体微小，亦有松意，多有不能直接用补，必须全体的圆运动复原，然后不虚。阴液之虚，脉则或弦，或细，或涩，或弱，或沉，或结，或代也；血虚，乃血中的温气虚。

松紧二脉

松脉即虚脉，虚松气不充；诸病宜急补，补气与补中。脉法诸书，只有虚实而无松脉，虚乃其名，松乃其实，松乃外散之脉，成分不够之脉也，补气补中，则归根而不外散。

紧脉与松脉反，内聚不舒象；转绳弹人手，寒实之现状。紧脉有细小之象，转绳者向内收紧也。寒性收敛，故脉紧；食停则气聚于食，故脉紧；气血不调，或热聚不散，而成一部分之积聚，亦有紧者。积聚在于何部，紧则现于何部，皆宜温散、清散、通散之药。寒性之收敛，卫气之收敛也。古书云“左脉紧伤于寒，右脉紧伤于食”，不尽然；外感之脉，若现迫促不舒，其中即有卫气收敛之紧意。

滑涩二脉

滑脉有两象，鼎沸与盘珠；鼎沸燥热病，盘珠津液都[①]。燥热伤津，如鼎锅之水被火煎熬沸腾，故脉滑；津液滋多，往来流利，如珠走盘，故脉滑。痰病脉亦滑，痰亦津液也；新婚有孕脉亦滑，津液增多也。鼎沸之滑，重按有力；有孕之脉，脉气充足；痰病之滑，脉气不足。

涩脉有两义，血少与阳虚；血少涩在左，阳虚涩右居。涩如刀刮竹，亦如雨点沙，血少津枯，故脉涩；阳虚脉涩者，津液生于阳气也。荣卫不足，脉亦现涩；荣卫调和充足，然后津液生也。血少津枯之涩，薄而有力；阳虚之涩，薄而微也；荣卫不足之涩，薄而无神也。左属水木，故血虚则涩现于左；右属火土，故阳虚则涩现于右；荣卫不和不足，必左右皆涩。

[词解]

①都：水流或津液汇聚。

弦缓二脉

弦脉收敛病，气机不舒展；治弦须养中，用药忌收敛。疏泄畅通则气舒展，疏泄不通则气收聚。弦者，如弓之弦，向内收聚之象。木主疏泄，木气本身稚弱，不能疏泄则脉弦；金气燥结，木气因而不疏则脉弦。弦乃木气之郁象，木气稚弱之弦，宜温养木气；金气燥结之弦，宜清润金气之燥，开散金气之结，然后木气之郁舒开，脉乃自去。惟既现弦象，木气愈郁而欲疏泄，则克中土，中气受伤不能运化四维，病即关系生死，故又须于舒展木气之中兼扶中土。五行之气，郁则克其所胜，而悔所不胜，此自然之势也。《金匮》“见肝之病，当先实脾[①]”，其意指此也。

弦则为寒，木气阳弱也；弦则为饮[②]，木气不能疏泄水分也；弦则为痛，木郁冲击也；弦则为风，木病风而脉弦，则病重矣。中气败，故病重也；弦脉多胃气脉少故也。治弦脉忌用收敛药，慎用刚燥药。寒病之脉弦，温通之则弦化，则弦脉易治之病，此外之弦脉皆不易治。寒病之弦、饮病之弦，弦大而虚，润而不枯；风病之弦，不润而细。阴虚津枯之脉弦，宜养津清热；内伤之脉弦，宜补中土，兼治木气，弦乃能去。

缓脉虚而散，散慢不收敛；中虚卫气虚，疏泄自出汗。缓与弦为对待之象，忌疏泄药，喜收敛药，《伤寒论》桂枝汤证，发热、汗出、脉缓，即是此脉，中气与卫气不足故也。散字读闪，言松散也，非分散也。此缓脉非和缓无病之缓，非热实而脉反迟缓不数之缓，是缓脉有虚实之分也。

[词解]

①实脾：调养脾脏。

②饮：水饮病。

濡细二脉

濡脉为湿盛，细脉为津伤；湿热脉亦濡，细亦主无阳。濡脉如棉在水，细脉如蛛牵丝。濡而似缓有湿热，细而无力为阳虚。津伤之细，细而有力，津伤则生热，故细而有力；细而有力着骨，则为积聚。濡中藏细，则湿伤津液，故濡溢于外，细现于内。故治湿用利水药，有不效者，利水药伤津液之故；善治湿者，养金气之收敛，调木气之疏泄，扶土气之运化，湿乃自去，津液不伤。

大小二脉

脉大气离根，脉小气归里；脉大病渐增，脉小病渐自已。冬季脉大最忌，胃热实则脉大而有力，中部、沉部盛于浮部，此大脉为实，否则愈大愈虚。脉小则气归于里，有病而脉由大转小，乃将愈之象。此小脉非微脉，非细脉。

阴虚亦有脉大者，浮大而不润泽，重按迫迫夺指，有燥动之象；阳虚亦有脉大者，大而虚松，指下润泽，重按无有，对照研究，参与外证，容易明白。

四、温病本气篇

导言

自来治温病，以新感与伏邪为两大原则。吴鞠通《温病条辨》谓“风寒伤人，由皮毛而入；温病由口鼻而入，初入上焦，再由上焦入中焦，再由中焦而入下焦，直行中道”云云。人身由上部至下部是整个的气化圆运动，即以形质而论，亦曲折重叠，并无直的中道可行，所谓新感温病如此。王孟英著《温热经纬》，称仲景有“伏气温病”之文。仲景伏气之文，乃谓伏有何脉，即现何病，乃泛言各病如此，非专言温病，非谓冬月伏有寒气，至春变温。只因王叔和于《伤寒论》首，妄加《序例》曰“冬日伤寒，即病者为伤寒；不即病者寒毒藏于肌肤，至春变为温病”云云，后人遂认为伏气温病，此王叔和误解《内经》“冬伤于寒，春必病温”的“寒”字之贻祸也。《内经》云：“风寒中人，使人毫毛毕直。”岂有寒气伏藏于肌肤三月之人，安然无恙，至春变为温病之理？所谓“伏气温病”如此一唱百和，不求甚解，原则既差，理路遂乱。因就经过事实，根据原理，作《温病本气篇》，言温病乃人身本身之气自病，非由口鼻而入，非伏去年的寒，变成今年的温。认为温邪由口鼻直入中道，认为伏邪变温，于是以去邪为主义，遂用去邪之药。去邪之药最伤本气，本气受伤，病必加重；及至病加，犹以为邪难去，比比然矣。认为本气自病，自知用调和本气之药，病去身安，乃无遗误。抱本气自病的原则，以研求《温病条辨》《温热经纬》所载症状与其方法，自能得着适当的妙处，而不为其所持原理的错处所误。

欲知病理，但凭药性。世之治温病，皆以银翘散、桑菊饮为宗。银翘散、桑菊饮之药，皆疏泄降肺之药，乃燥病之药，非温病之药。燥则金气敛结，药宜疏泄；温则木气疏泄，药宜收敛，断无疏泄之病用疏泄之药治之之理也。

著者识

温病的意义

伤寒病起于荣卫，终于脏腑。荣热卫寒，腑热脏寒，腑热则实，脏寒则虚；脉象紧数，按之明爽；病人神色清明。温病起于荣卫，终于气血。荣卫气血，皆热不寒，皆虚不实；脉象或洪或小，按之躁急模糊；病人神色昏晦。亦有强壮之人，脉象较实者，虽脉象较实，仍按之模糊，不似伤寒脉象之明爽；特强壮之人，少有病温病者耳。世谓右脉大为温病，左脉大为伤寒，事实上不尽然。

温病者，人身木火偏于疏泄，金气被冲而失收降之令，水气被泄而失封藏之能。水不藏则相火益事飞腾，金不收则风木益事泄动；上焦则津液伤而热气冲塞，下焦则相火泄而元气空虚，中焦则中气衰败，交济无能。一年的大气运动，春升夏浮，秋降冬沉；春温夏热，秋凉冬寒；春生夏长，秋收冬藏。人身春木之气升动生发失其常度，则温气病焉，此乃人身本气之病，非中今年之温由口鼻而入，非伏去冬之寒变为今春之温；不过虽是人身本气自病，必须感受时令偏于疏泄的大气，引动里气，然后病成耳。

《伤寒论》云：太阳病，发热而渴，不恶寒者为温病。此乃借温病以分别伤寒之言，非专为温病整个说法立言。温病的事实上，常有得病一日，发热之中仍带恶寒者；不恶寒之发热作渴，脉象应无虚象，而事实上则脉虚者甚多，且多不渴者。脉虚之温病，关系生死较脉不虚者迅速。温病诸书，对于脉虚温病的方法，少注重者，大概遵守《论》文与由口鼻而入伏寒变温病的讹传，未及就六气的事实上寻原理也。温病实证少，虚证多；实证易治，虚证难治。此篇注重虚证，因正当厥阴风木之时，阳气幼稚故也；如果脉实，则易治矣。虚证如肆用散药、凉药，必死。实证的“实”字，乃比较上的实，非真正的实，所以温病的下证，无承气汤证，只有黄龙汤证。黄龙汤详下文。

伤寒表里之分，为荣卫腑脏；温病表里之分，为荣卫气血，亦有病在肠胃者。如两感温病，则责在肾家。各详下文。病在肠胃，乃肠胃自病；病在荣卫气血，乃荣卫气血自病。自病的意义，无人讲求，皆王叔和误解《内经》文字，后人又盲从叔和之故。叔和误解《内经》，详下文。

伤寒易治，温病难治。伤寒表里寒热，界限分明；温病表里皆热，界限难分。此篇于难分之中求分之之法，能分得出，然后用药有着落也。

病在荣卫

温病分纯温病、兼感寒温病。初起头疼身痛，先恶寒后发热，发热之后但热不寒，神智昏迷、精神倦怠，此病在荣卫也。舌无苔，脉洪虚、躁急模糊、轻按多重按少、发热大者，方用乌梅白糖汤：肥乌梅五枚，白糖一两。舌无苔、脉虚小者，方用扁鹊三豆饮：黄豆、黑豆、绿豆各三钱。乌梅证、三豆证，是为不兼感寒之纯温病。

若脉洪虚，发热之后，仍兼恶寒，是为兼感寒温病，于乌梅白糖汤中，加绿薄荷一二钱；若脉虚小，发热之后，仍兼恶寒，是为兼恶寒温病，于三豆饮中，加薄荷五分至一钱。惟兼恶寒之脉，必不纯虚，必重按兼有弦紧之象。弦紧乃收敛闭束之象，纯虚之脉只向外疏散，不向内收敛闭束也。病人所在地，冬春无大风，冬不鸣雷，少纯虚温病。

乌梅白糖汤

人身荣卫，荣属木火，其性疏泄；卫属金水，其性收敛，主管表气，而根于里气。节令一交木气，大气降极而升，疏泄起来，中气不足之人，本身的荣气即随造化的木气升动疏泄。乙木为风木，甲木为相火，里气的乙木升而甲木不降，则相火外泄。荣气与木火升泄，故发热；热由木火升泄，故发热而不恶寒；荣卫失和，故头痛身痛；相火外泄的多，故发热甚大；火泄中虚，故神志昏迷、精神倦怠也。此证脉象洪盛，乃木火外泄；重按虚微，乃木火之虚。虚者，木火升泄自伤本气也。病在荣卫之时，外泄之相火正在浮游，尚未化生定在之热，故舌上无苔。

乌梅酸收，降甲木安乙木，敛相火而大补木气。木气动于上必虚于下，故乌梅为风木要药，收而不涩，能生津液，温病尤宜；白糖能补中而不横滞，与乌梅酸甘生阴，最宜温病虚证，故服之病愈。若发热仍兼恶寒，是感大气之疏泄，又感大气之收敛，而本身卫气闭束不舒，故加薄荷以开卫气之闭束也。脉来躁急模糊，根本动摇之象。

扁鹊三豆饮

此证，外证与乌梅汤证同，但脉不洪虚而虚小。虚小者，木气本虚，一经疏泄便无力也。黄豆、黑豆养木气中平疏泄，兼降胆经养津液；绿豆养木养中兼清肺热，故服之而愈。如右脉重按不虚，加淡豆豉三钱以宣滞。此方平淡和养，最宜温病。如发热之后仍兼恶寒，是感大气之疏泄，又感大气之收敛，而本身卫气闭束不舒，故加薄荷以开卫气之闭束也。豆须煮成即服，不可隔夜，生用莫炒。

乌梅汤收外以安内，三豆饮养内以和外，皆温病初起虚证的极效方法。温病脉实为顺，脉虚为逆。乌梅汤证，小便长者乌梅忌用，改用三豆饮，加倍煎服。三豆证，小便短者，加白饭豆①三钱以利湿气。惟病人所在地，冬春风少，冬不鸣雷，大气中木气不伤，人身的木气较足，乌梅、黄豆补木之品，只宜轻用。疹病亦然。

《内经》曰“温病虚甚者死”，木火之气泄而不复故也；泄而不复，中气之虚。中气不虚，木火虽泄，金气能收，火仍归水，木气得根，必不致死。《难经》曰“温病之脉，不知何经之动也”，可见其虚也。三豆饮原方系红饭豆、黑豆、绿豆。红饭豆即点心铺做洗沙之红豆，能除湿气，伤津液，故改用黄豆；红饭豆，世误用赤小豆，有大毒。黄豆养中、养木、养津液，兼降胆经，温病疹病要药。

脉气洪虚与虚小者，面色多红。面色红者，火浮于外，必虚于内，凉药下咽，即生变故。此医家之所忽。如认面红为内热，故意用凉药以清内热，必一泻而死，脉虚故也。

《伤寒论》立桂枝汤以治荣病之疏泄，立麻黄汤以治卫病之收敛。桂枝汤之芍药，全在收敛木火；乌梅、三豆亦全在收敛木火。惟温病里气大虚，故不能用芍药之苦寒；乌梅、三豆，并补里气之虚。温病表里俱热，故不能用桂枝、生姜以助热，不能用炙草、红枣以补中；而乌梅、三豆，却有补中之能。如兼卫气闭束而恶寒，兼用薄荷以通卫闭，亦《伤寒论》麻桂各半汤之法所变通之法。不过桂枝汤、麻黄汤之荣卫病，有表里之分；温病之荣卫病，表里之分不显，而全是里虚之病耳。乌梅白糖汤、三豆饮治温病，下咽即能汗出病解。出汗的理由，详《原理下篇》荣卫中。

用此方见效之后，自能知道《温病条辨》用银翘散、桑菊饮的根本全错。发热为荣气之疏泄，恶寒为卫气之闭敛，神昏倦怠为相火离根，故用乌梅、三豆以平荣气之疏泄，薄荷以开卫气之闭敛；相火离根，中下虚惫，故用乌梅、三豆平和补益木气之品，不能用其他苦寒伤中之味。此中关系，非比寻常。况且木气偏于疏泄，都缘金气不能收敛。叶天士谓温病“首先犯肺，逆传心包”，叶虽不知温病原则，却已认识肺金不可伤；其谓“逆传心包”，因不知温病是本身木火疏泄伤肺之病，心包之脏，木火自病也。

葱豉汤

温病脉虚身乏、身痛、发热恶寒，是兼感寒温病。

葱豉汤：葱头三五个，淡豆豉五钱，不加盐，煎服。豆豉和木气以治温，葱头散卫气以治寒，平稳之方也。

如不恶寒，忌用葱豉。不恶寒单发热，乃纯温病，黄豆一味煎服亦愈，豆豉宣散亦不可用。黄豆润津液，益中气，养木气，而平疏泄，故效。兼有卫气闭敛之证，葱性疏通卫闭，其性平和；豆豉宣滞不伤中气，取效甚宏，故宜用之，比薄荷稳也。

加减三豆饮

乌梅、三豆饮证，如脉不模糊，不洪不虚，重按较轻按有力，面色不浮红，昏睡不醒，是兼感寒温病。病在荣卫，里热已作，此肺金收敛力大，将木火疏泄之气敛成有定在之实热。宜加减三豆饮：金银花、天花粉、玉竹各三钱以清热，枳实、薄荷各一钱以清肺闭，黑豆、绿豆、淡豆豉各三钱以养木气，兼清木热，而舒通胃滞也。

乌梅、黄豆皆是补品，脉不虚忌用。若舌有干黄苔，加生大黄、生甘草各一钱以消胃热。此证不愈，即成下文病在气分、病在肠胃两证。

[词解]

①白饭豆：为豆科菜豆属植物菜豆的种子。味甘、淡，性平，具有滋养、解热、利尿、消肿之功效。

病在气分

发热、咳嗽、恶寒、身痛、大渴、舌苔粉白，脉象不洪、重按有力，此病在气分也，用枳实银菊散。

枳实银菊散

生枳实、薄荷、竹叶、桔梗、菊花、金银花、天花粉、玉竹、麦冬、贝母、知母各三钱。服后热退病减，过时仍旧者，其脉必实，生枳实加成五钱即愈。粉白，如铺干粉于舌上，燥而不润，满舌皆白。满舌粉白，此为肺热之证。

咳嗽、口渴，舌苔粉白者，相火被卫气闭束，成为有定在之热，热胜克金，热伤肺家气分也。肺气热逆，故咳嗽；气热津伤，故口渴；气热津凝，故舌苔粉白。

菊花、金银花、天花粉、玉竹、麦冬、知母、贝母清肺热以顾津液，薄荷、竹叶、桔梗、枳实破肺气之实滞，故服之病愈。脉重按有力，是气实之象，实则不模糊也。此方服后，必大汗而解。汗出之先，有发狂者，有发战者，热深故也。亦有热深脉伏者。

治温病，须先分别相火浮游与热有定在两个时期。病在荣卫，舌上无苔，为浮游时期；舌上有苔，为定在时期。浮游时宜收回相火，定在时宜清降定热。浮游时用清药，火不可清也；春初之火，只见不足，不见有余，火如被伤不能归于水位，化热灼津。上焦清虚之境，神明所出之地，尘蔽烟熏，枯干窒塞，种种昏迷烦喘，气短呃逆，甚而吐血躁扰，手足瘛疭[①]，昏厥不语，败证迭出。如现烦喘等证，乌梅、三豆两方合用自愈，不加薄荷。上焦之热愈盛，下焦之火愈虚，既现败证，其火更虚。降火而不伤火，是为治温病之大法。必热实、气实、脉实，热有定在，如枳实银菊散证，乃可用清热通气之药以清定在之热。

枳实银菊散不用黄连，因其性大寒，不惟伤火，并且败中；况黄连性极干燥，最伤津液，温病初起所忌。此病脉既有力，仍只用清凉疏淡之品，因脉之有力，乃相火化热伤津之热，非火土之气之实。相火所化之热多一分，下焦相火即少一分，相火少一分，中气即虚一分。倘用黄连大寒之药，火土一伤，必贻后患；津液再劫，必增纠缠矣。

枳实银菊散证，小便必长而次数多，或小便点滴俱无，或泻利黄水，皆气分热也。气分热而木气之疏泄更甚，故小便长而次数多；气分热而津液胶固，故无小便；肺与大肠相表里，气分热及大肠，热气主动，大肠金气受热不能收敛，故泻稀黄水。见此症状，切不可认小便长多为小便清利，更不可认无小便为脾湿而用苓泽利尿，更不可认泻稀黄水为虚而用补涩。肺气热清，诸证自愈。《温病条辨》之银翘散，竹叶、牛蒡、桔梗等药破肺气伤肺液，连翘除湿伤津，疏散力大，温病大忌。肺气再伤，收敛更减，疏泄更甚；肺津再伤，水源枯竭，上焦更不能清降，相火更逆，木气更枯，则病重矣。

乌梅汤、三豆饮、葱豉汤、加减三豆饮、枳实银菊散，服后病愈，皆自然出汗。温病忌发汗，因温病乃疏泄之病，用药发汗，则疏泄而又疏泄，多致于死。自然出汗者，荣卫复和，火降中复，圆运动复原也。凡病出汗而愈，皆自身圆运动复原之故。

温病为木火上冲，肺金不能收敛之病。木火上冲，既已热伤肺金，只宜清肺家之热，不可清木气之温。因木火冲于上，必虚于下。知肺热当清，木温当养，便将温病的根本解决。温者，木气之生气也。

[词解]

①瘛疭（chì zòng）：手足抽搐痉挛。

病在肠胃

病在气分证中，加日晡[①]潮热谵语，腹满拒按，舌苔由白转黄，燥而且厚，脉象右大而实，左则小弱，方用加减黄龙汤。

加减黄龙汤

大黄、枳实、厚朴各一钱，元明粉五分，党参二钱，当归、柴胡、炙草各一钱，白芍二钱。分三服。

病在气分，失于清降，则热结肠胃而成潮热、腹满、苔黄之下证，自当用承气汤下之。但热虽实，胃并不实，且气血均为热所伤耗，只宜大黄等味轻剂，并用参、归补益气血，炙草补益中气，柴、芍疏解木气。如一服，半日后放臭屁，腹已不满，右脉已平，无论已否得下，即止后服。虽未得下，脉平腹不满，已不拒按，是热实已解，黄苔亦将自退，不能再受下药。如脉已平，腹已不满，而身热不退，用三豆饮浓煎以养中滋木，热即退矣。因温病只有虚证，无有实证故也。如服后，半日不放臭屁，腹仍满，仍拒按，脉仍不平，再服一服，得下稀粪少许，即勿再服，即能热退人安，养息即愈。

以上各方，乃治温病大法。无论何证中兼见他证，如乌梅汤证兼见面红目赤，三豆饮证兼见羞明[②]咽痛，枳实银菊散证兼见小便长多或无小便，加减黄龙汤证兼见泻稀黄水等，皆仍用乌梅、三豆等本方。因病之状态虽异，病之原因则同，原则既同，方法亦同。

[词解]

①日晡:古代记时法。指午后申时，即15：00-17：00时，为阳明经气旺盛之时。

②羞明：目怕见光。

病在血分

相火既化成有定在之热，平日气分偏热之人，热即入于气分；平日血分偏热的人，热即入于血分，血分既热，舌色即现绛赤，脉象即转弦数，身热不退，口干而不饮，心烦夜不成寐，方用加减黄连阿胶鸡子黄汤。

加减黄连阿胶鸡子黄汤

阿胶、生地、龟板、鳖甲各二钱，赤芍、丹皮、黄连各二钱，鸡子黄一枚，生调。分二次服。

阿胶、生地、龟板、鳖甲以养血而平热，赤芍、丹皮以活血而清热，黄连降心火以除烦，生鸡子黄补中气，温肾阳，补津液以交心肾。虽系热伤血分，亦由心经、心包经火气不降，自现本气；火气不降自现本气者，中气虚而肾阳不升也，故用鸡子黄补中气，补肾阳以交心肾。脉虚甚者加炙甘草一钱以补中。如舌绛赤而有黄苔，鸡子黄、炙甘草忌用。肾阳升则心火降，徒降心火不升肾阳，不能成功。鸡子黄关系此病极大。

中下阳虚，故身热不退；血热而心气不降，故心烦；肾阳不升，故不成寐；热伤血，故口干；热甚则火衰，故不能饮；血被热伤，不能养木，木现木气，故脉弦；中气虚，故脉数。

生鸡子黄对于此病之身热不退，夜不成寐，关系极大。生鸡子黄大温大补，脾肾之药也。此病之不寐，一方面由于心火化热，不能下降；一方面由于肾阳耗泄，不能上升。生鸡子黄与黄连配合，鸡子黄温升肾阳，黄连清降心火，心肾相交，是以能寐。心肾之交，责在中土。鸡子黄温肾阳，补津液，又能温补中土，中土补起，热乃能退。此方之用黄连，全是与鸡子黄配合的关系，而阿胶又能和其燥也。

热在气分，气分热清，则荣卫和而汗出病解；热在血分，非养血清热，病不解也。如舌色绛红，中有黄苔者，是胃间兼有热滞，须于凉血养血之中，加牛蒡子、槟榔各五分，研末；重者加枳实五分，研末，吞服，徐徐去之。然后可用生鸡子黄。小便短者，加乌梅二枚。如口渴能饮、能安眠者，去鸡子黄。此则病轻，单是血热也。

温病忌用燥药、升散药、发汗药，忌下，忌温补，总宜养风木，敛相火，保肺液，保中气。如有定在之热，舌上必有苔，用清凉去滞清轻之品，莫伤胃气为治。

两感温病

两感者，本身木气疏泄偏胜，伤及肾家藏气；肾阳外泄，肾气空虚，又感时令疏泄之气之病也。此病极危险，一为肾气丸证，一为大青龙汤加附子证。

肾气丸证

肾气丸证，其证微恶寒微发热，全身倦怠，两足困乏，神志昏迷，脉象微弱散乱。方用肾气丸六钱，调服。

恶寒发热，乃荣卫之郁；寒热不甚而全身倦怠，则荣卫之败也；两足困乏者，肾气微少也；神志昏迷，脉弱而散者，肾阳外散，中气无源。肾阳外散，则心神失根；中气无源，则脉息不振也。

肾气丸，附子以回肾阳；桂枝以回肝阳，以定木气之根；地黄滋津液，养风木；山萸肉敛浮阳，补木气，平疏泄；山药补肺金，助收敛；丹皮去木滞，清瘀热；苓、泽扶土气也。肝肾阳复，心神有根；中气有源，土气健运于中，荣卫升降于外，故病皆愈。

单感时气[①]之疏泄，肾气能自固藏，病轻；既感时气之疏泄，肾气又被拔动，故易致死。此等病证，一服辛凉，汗出腹泻即死。

大青龙汤加附子证

大青龙汤加附子证，此方见湖南主席何健手抄《伤寒古本》。其证恶寒发热，身痛如被杖，头痛如斧劈，口干欲裂，烦满而渴，脉时浮时沉，时数时细，方用大青龙加附子汤。

此肾阳素亏，又病感寒温病也。恶寒发热者，里气亏乏于内，荣卫郁阻于外也；身痛如被杖者，肾阳不能达于外，卫气不能外发也；头痛如斧劈者，肾阳离根上冲也；口干欲裂，烦满而渴者，上焦津液被卫气闭敛之热烧灼也；脉时浮时沉，时数时细者，下焦无阳，中气失根，不能安定也。方用大青龙汤。

麻黄、桂枝各一钱，杏仁二钱，以开卫闭；生石膏二钱，以清卫气闭于上焦之热；炙草二钱，生姜一片，红枣二钱，以补中气；加附片三钱，以回肾阳也。

此证头痛而至如擘，脉又摇摇无定，肾阳拔泄，并于头上，其中下之虚极矣，非附子、炙草不能挽回根本；口干而至烦渴，上焦燥热极矣，又非石膏不能恢复津液；身痛如杖，卫气郁极，非麻黄、桂枝不能调和荣卫。温病而用麻桂，其中必兼有卫闭也。

此病用此方，非老手确有把握，不可试用。可用三豆各三钱加薄荷一二钱煎汤，调服肾气丸五钱以代之。薄荷可代麻、桂，三豆可代石膏、杏仁、甘草、红枣。肾气丸之山药、熟地、丹皮有补津液之能，山茱萸、附、桂可回肾肝之阳，茯苓、泽泻有益中土。荣卫司于肝肺，根于中气而起源于肾家，注重肾家以达荣卫，实为此病根本治法，见效而不犯险。

大凡外感之病，脉象微弱或洪虚，原因皆是内伤；如浮沉细数不定，则内伤至极矣。不治内伤而徒治外感之药，无不耗散伤内者，内益伤病益重矣。脉象浮沉细数不定，为用肾气丸的根据。药店的肾气丸，内有车前、牛膝，过利小便，不合此病。须用桂附地黄丸便合，即古方的肾气丸。

本篇温病方中之乌梅、三豆、肾气三方，皆内伤之要法，皆事实上常有，前人书中所无。前人书中何以无内伤治法？只因王叔和将《内经》“冬伤于寒，春必病温”二句经文的“冬寒”的“寒”字，认为“风寒”的“寒”字，谓冬日伤了寒气，登时病作为伤寒；登时不病，寒毒藏于肌肤，来春发作，化为温毒。遂认温病为毒气，所以用药皆以解毒清热为主。不知温病全由内伤也，更不知“春温”的“温”字，乃天人的生气也。知温病为天人的生气为病，自知设法以保其生，自不致将人治死也。

[词解]

①时气：泛指季节流行病。

冬温

温病若发现于冬季，病势极险。因温为木气疏泄的本气，春温为木气疏泄的正病。

冬季寒水封藏不密，木气拔根，故冬温人死最多，惟乌梅白糖汤最能挽回。若冬温上热下寒，足冷如冰，速服桂附地黄丸救之。冬暖必起温病。

湿温

温病数日，午后增热，头痛胸闷，舌苔润腻而不加渴，此为湿温。病难速已，方用三仁汤。

三仁汤

薏苡仁三钱，苦杏仁泥三钱，蔻仁一枚，半夏二钱，生甘草一钱，白糖五钱，乌梅二枚。

温病乃相火浮散，木败金伤，中下大虚之病。数日之后而成湿温者，火在土下则生气，火在土上则生湿，火浮于上至于数日之久，土下无火，所以湿生；湿生则土更败也，热为湿气所缠，故觉热增；其增于午后者，土气动于未时，金气动于申时。五行之性，虚则自动，土气动则湿起，金气动则敛结，热与湿合，金又敛之，故热增于午后也。

方用薏苡仁健土燥湿，蔻仁、半夏温运中气，杏仁降肺金，开敛结以降相火。湿病最伤津液，薏苡、杏仁皆温润养中，不伤津液之品。中气运则相火降，相火降则中气运，肺金降相火更降；浮散于外使人发热的相火既已降入中土以下的水中，木气得根能行疏泄作用，湿气自消。湿消热降，头自不痛，胸自不闷，土下火复，是以病愈。《温病条辨》方中，惟三仁汤最妙，杏仁开金气之结以收相火，功参造化之方也。

治湿温不宜燥烈之品，原方厚朴删去为妥。加乌梅者，补木气以利尿，收相火以退热。既有甘草，又加白糖，加白糖为乌梅之辅也。

凡发热之病，愈治愈热，皆不知热是相火不降使然，相火不降又是中虚使然。肆用凉药以伤中气，故愈治愈坏。虚热之脉，其象必虚，得食之后，其热必减。若发热而小便不长，皆可用加减三仁汤，极妙。小便长而多者，忌用苡仁、乌梅。乌梅补木气助疏泄，倘小便长多而用乌梅，必小便不止，气脱而死。

温病的坏病①

病在荣卫，舌无苔，脉洪虚，乌梅白糖汤，归回相火，补益风木，恢复津液，疏泄滞气，补益中气，病即自愈，不坏也；病在荣卫，舌无苔，脉虚小，三豆饮补益木气，养中息风，病即自愈，不坏也；兼感寒者，加薄荷，以开卫闭，不坏也。

病在气分，舌苔如粉，咳嗽作渴，枳实银菊散，清热去滞，降肺调中，病即自愈，不坏也。

病在血分，舌绛脉弦，身热不退，夜不能寐，加减黄连阿胶鸡子黄汤，养血清热，补中温肾，病即自愈，不坏也。

病在肠胃，舌苔干黄，谵语，日晡潮热，腹满拒按，加减黄龙汤，泄热养胃，病即自愈，不坏也。

理路分明，方法各当；一经误治，或汗或下或补，将分明的理路，混乱不清，遂成坏病。坏病之中，先分虚实，证治列下。

其脉虚者，则热不退而昏迷，精神微弱，呼吸短促；其脉实者，则热不退，而烦扰、潮热、谵语，脉转沉细。坏病大概，不过如此。“脉实”的“实”字，作“滞”字看，不可作“虚实”的“实”字看。

无论脉虚、脉实的坏病，只要大便不泻，即不致死，虽迟至十余日以至二十余日不大便，亦吉；如滑泻不止，便成死证。因温病乃上盛下虚之病，不滑泻者相火虽散漫于外，中气未亡，圆运动的根气尚存，只要相火下降，中气复旺，旋转升降，自能复圆；如滑泻不止，下焦早已空虚，再加滑泻，则空而又空，中气全灭，圆运动的根气全消，故死也。前人谓大便泻乃热有出路，认为佳兆，此湿热病的佳兆也，非温病所宜也。前人于温病喜用下药，亦盲从王叔和“伏寒变为温毒”之故。切须认清，不可含糊。

脉虚坏病，无论舌上有无黄苔，先以乌梅汤酸甘相得，徐徐饮之，自能热退身凉，微汗而解。凡用乌梅汤，如脉有热，兑入清茶半杯。热退之后，舌上黄苔者，再以大黄末一二分，作三次开水吞下，以清胃滞，自然苔退思食，调养而愈。如温病过汗，热而神昏足冷者，用西瓜汁或冬瓜汁调服肾气丸三钱，或用三豆饮调服亦可，清温并用即愈。

脉实坏病，脉既转沉细，必脉沉细有力，此为津液被热灼伤，经络燥结而烦扰不安，中气之虚极矣。先用生党参二两、生石膏三钱煎汤热服，养中生津，清润燥结，必得安眠。安眠之后，烦扰自止，然后用枳实银菊散原方三分之一，加柴胡、厚朴、大黄各五分，每日申酉服之，以清热去滞。再用草果、槟榔片各五分每日煎汁，少少饮之，一日二次，数日后必大泻稀水臭粪，战栗出汗而愈。泻稀水臭粪者，里气和而积结通也；汗出者，里和而后表和；战栗者，荣卫失和已久，复和不易也。

坏病愈后，调养甚难，多有三四月方能复元者。坏病治法，最宜细心，最宜静耐，因良医治病，多系接手坏病之故。

日久不大便者，必自己欲大便，方是大便之时；自己不欲大便，切不可妄用下大便之药以夺中气，以伤肠胃津液。自己欲大便，大便不下，乃肛门干燥，注射当归水润之，或服当归一钱，大便即下。如仍不得大便，是肛门之间有燥粪数枚，因津液缺乏不能送出，非内服润药所能送下，须用手术取出肛门燥屎，余屎自下。

乌梅汤治脉虚坏病，养津液，收相火，复中气，服汤得微汗，内外调荣卫和也。西瓜汁、肾气丸治脉虚坏病，生上焦津液以清肺热，复下焦元气以生中气也。枳实银菊散治脉实坏病，通滞气以调升降，清积热以复津液，升降与津液俱复，中气旋转，肠胃活动于内，荣卫调和于外也。原理甚简，不过一面服药，一面静候自己的圆运动恢复耳，切不可求速而进重剂以致祸。

[词解]

①坏病：因治疗错误致病情发生恶化，证候变乱，而不能称其名者。

温病系阴虚，亦系阳虚

人身收敛之气能生津液，阴气也；疏泄之气最动相火，阳气也。温病之理，疏泄太过，收敛不足，本是阴虚。但阳气疏泄于外，化作邪热，里阳愈少，故系阴虚，亦系阳虚。仲景于温病戒汗下者，因温病是虚证，当保养阴液，尤当保护阳根也。有人问曰：温病既是阳虚，何不用热药以补阳？不知温病之阳虚，乃水中相火浮于水外也，相火浮于水外，乃木气疏泄，肺金不收。养木气平疏泄，以收肺金，只要肺金能收，浮出水外之相火，自然归回于水内，此温病补阳之法也。伤寒发热，由于胆经不降；温病发热，不止由于胆经不降，且由于肾水不藏。温病若用热药补阳，必定增加灼肺之热，并且煎枯肾气之水，肺肾之阴再伤，岂不阴绝而死？肺肾之阴再伤，不能收藏相火，相火全出，外热更加，岂不阳亡而死？收降相火归于肾水，此种补阳之法，内伤病中用处甚多。

养阴液保阳根，必先保中气

温病的病源，全是疏泄偏胜，收敛不足。疏泄偏胜，最伤阴液，最泄阳根。盖能收敛，则气降而液生；能收敛，阳根乃能下藏；能收敛，然后疏泄可不偏胜。收敛之气，肺金主之，脾胃为肺金之母；脾胃足，肺金之收敛方足。中气在脾胃之间，故治温病之要，在养阴液保阳根，尤要在保中气。必津亏热起，烧着肺家，始可用清凉之品以泄热保肺；必津亏络涩，气机阻塞，始可兼用去滞之品以活络清气；必津亏热盛，伤及血分，始可兼用凉血之品以养血；必津亏热盛，热积胃家，始可稍用寒下之品以清胃。《内经》曰“温病虚甚者死”，因不能用补药之故也。虽不能用补药，然相火下降，热回下焦，津液续生，藏住相火，津液生而相火藏，中气自然恢复，即是天然补药。所以大散、大寒固是错误，大补亦非所宜。补则气机益滞，中气益难恢复也。

温病脉是虚象

体壮的人得了温病，热盛脉实，一经清解，便无余事。然体壮之人得温病者少，体壮则中气足，荣卫平，收敛常旺，疏泄不至偏胜，相火不至外泄，故少得温病；即得温病，安卧片刻，中气旋转，荣卫复和，自然汗解，不成病也。惟体虚的人中气不足，疏泄易于偏胜，易得温病。其脉模糊躁急，皆是阳根不固，阴液亏伤，木火外发，金水内竭，中气不守。故《难经》曰：温病之脉，不知何经之动也。亦有热深脉伏、疾数不明，服清凉之药热退脉显者，乃是实脉。

《伤寒论》的温病经文解释

《伤寒论》云：太阳病，发热而渴，不恶寒者，为温病……若发汗已，身灼热者，名曰风温。风温为病，脉阴阳俱浮，自汗出，身重，多眠睡，鼻息必鼾，语言难出。若被下者，小便不利，直视，失溲；若被火[1]者，微发黄色，剧则如惊痫，时瘛疭；若火熏之，一逆尚引日[2]，再逆促命期。

“发汗已，身灼热者，名曰风温”，言温病乃木气疏泄，津液已伤之病，不可发汗，只可平荣气，敛疏泄，养津液，顾中气为治。若误发汗，津液更伤，疏泄更甚，身热必加，至于灼手。名曰风温者，温乃木气疏泄之病，风乃木气疏泄之气。言温病发汗，疏泄又疏泄也。此“风”字，并非外来之风，就是疏泄之气。叶天士主张辛凉散风，叶之误也。故其脉阴阳俱浮。阳脉在上，浮亦常情；阴脉在下，理应沉藏。今阴脉亦浮而不藏，可见疏泄而又疏泄之至，故曰风温。“自汗出，身重，多眠睡，鼻息必鼾，语言难出”诸证，皆风木往上，疏泄伤液，上焦无液，气机枯涩之现象。若再被下，则下焦津液亦伤。木气枯竭，则小便不利，直视；下焦相火空虚，水气离火，则失溲。木枯被火，则发黄，惊痫，瘛疭。经文应当如此解释，便合原理。

如将“风”字，认为是大气的“风寒”的“风”，试问未发汗以前，又名甚么温呢？如《伤寒论》有云“汗出谵语者，胃中有燥屎，此为风也，当下之，过经[3]乃可下之”云云，“当下之”，下燥屎，非下外来风寒的风也；“汗出谵语”，言风木疏泄则汗出，汗出伤津则胃中干燥而谵语，非言外来风寒的风也。此“风”字即“风温”的“风”字。

柯韵伯注《伤寒论》，谓伤寒六经，太阳、阳明、少阳、太阴、少阴五经是伤寒，厥阴一经是温病，因厥阴一经有渴之一证也。不知厥阴主方为乌梅丸，方内干姜、附子、桂枝、川椒大队热药，岂有温病用热药者？柯氏又曰“厥阴为阖”，夫厥阴风木之气，当春初之时，此时土下，水中封藏的阳气疏泄出土，造化之机静极而动，阖极而开，何得谓厥阴为阖乎？温病为木气的阖病，抑系木气的开病，显而易见，浅而易知。柯氏乃曰伤寒厥阴经是温病，又曰厥阴为阖，后之学者喜读《来苏集》，谓其书笔墨甚好。笔墨愈好，学理愈非，如此之类，误人多矣。柯氏者，被《内经》所误不自知者也。

[词解]

①被火：误治之一。指误用灸、熏、熨、温针等火法治疗。

②引日：拖延时日，尚有扭转机会。

③过经：指疾病传过一经而系入他经的病理变化。

五、儿病本气篇

导言

中医书之错误最大，杀人最多，甘心相沿，不求改错，莫如小儿方书，亦因其不知小儿本气自病之故耳。其言曰“小儿是纯阳体，出疹是胃热，出痘是胎毒”，将小儿脆弱之躯，认为纯阳、胃热、胎毒，于是肆用苦寒克伐之药以治小儿之病。按全国估计，每年小儿麻疹之死于升麻、葛根、芍药、犀角、黄连等药者，已不止数千万之数。此篇根据小儿身体本气自病的原理，选用功效可靠之方，以二十年中同学二千人的经验，得到圆满之结果。纯阳、胃热、胎毒等邪说，可以息矣。

著者识

发热

小儿手心热或头身热，脉轻按多重按少，重按比轻按无力，即是中气虚，相火不降，切忌寒凉药、发散消导药，误用即成大病，善养中气即妥。脉轻按少，重按多，重按无力，亦属中虚。手厥阴心包经相火行手心。人身气化，中气如轴，经气如轮。中虚而胆经相火不降，故头身热；中虚而手厥阴心包经相火不降，故手心热。如手心热、头身热，而脉重按比轻按有力，便是内热停食。

中虚相火不降，冰糖、白糖水或黄豆数十粒，补中即效；不可用炙草、大枣横滞之品。火逆，不清火，只须补中，胆经、心包经下降，热自退去。停食者，淡豆豉数十粒以消食；舌有黄苔，口气臭者，停食较重，淡豆豉加重用之；不可用槟榔、山楂等力大之品，致伤脾胃。外感发热，麻疹发热，详下文。

上节为小儿脉法的提纲、用药的提纲，中虚为脉法的提纲，用平和之药为用药的提纲也。小儿脉数，即是中虚。

大小便病

小儿小便忽然短少，即系脾土湿、中气虚，须燥湿、补土、补中。山药、扁豆最好，不可重用白术横烈之品，因小儿经脉脆薄，不能任横烈之药；山药又能补肺金以收水气，故为小儿燥湿、补土、补中妙品。小儿小便短少，如误服发散、消食、败火之药，即出大祸；若尿少又发热，其祸更大。

凡治小儿百病，总要先问小便长短。若小便短少，大便即泻，便成危险之候。无论何病，小便短、大便泻而发热，是为脾虚。用山药、扁豆各一二钱以补中补土，利尿燥湿，泻止尿利，发热自退。如时行温燥病起之时，加黄豆二三十粒以清温燥便妥。倘小便短少，大便又泻，发热昏迷，误服散药、凉药，无不热加泻加，风动而死。因根本已虚，又遭攻伐，则根本坏也。凡小儿病，无不由根本虚者；根本不虚，虽时行病起，亦不病也。尿少、便泻、发热，虽咳嗽，不可加降肺药。尿少、便泻为中下虚陷，降肺则中下更虚更陷；倘因而加喘，则下陷又加上逆，中败而亡。只须热退泻止，咳即自愈。服山药、扁豆之脉，必浮虚也；如脉沉实，便非虚证，黄豆亦不可服。脉实发热，必有停食内热。

小儿大便绿色，一日数次，日久不愈，即土败风起。风者，肝木之病气也，肉桂、阿胶即效；或白术、阿胶亦妥，有阿胶则白术可用。如无他病而大便绿色，必大人乳汁不佳。换食罐头牛奶，或麦粉或大米粉煮稀糊食之，一二日大便即黄。大便绿色者，山根[①]如现青色，一面食牛奶面糊，一面食生阿胶一钱，自愈。青乃木气失养之象，阿胶善于养木。大便绿色者，虽应服姜附之寒证，亦可加入阿胶，鼻梁青色亦然。

小便短，忌阿胶。

小儿大便绿色之病，亦有用天花粉一钱，生甘草、薄荷五分而愈者，此肺金热者而肝木失养也。花粉最清肺热，薄荷降肺，甘草养中培土，故愈。鼻梁色青者，多有此证。热证，脉必沉而不虚；寒证，则中沉必较微也。炒熟糯米粉或糯米稀粥亦效，糯米补肺阴以平热也，比食药稳妥。

小儿半夜大便，最泄元气。此阴液不足，不能滋养肝木，半夜阳动，木气疏泄。宜鸭蛋调匀蒸熟拌饭自愈，鸭蛋养阴，诸药不及而无大弊，多调尤佳。凡六脉或沉，或细而现阴虚诸病，皆宜。小儿的药用错，即出祸事，故鸭蛋、山药、扁豆、黄豆、白糖、淡豆豉，皆是小儿至宝。

初学治小儿病，用食物不用药；治效之后，再学用药，便知用药之危险。小儿病理简单，都是药治坏的，最可恶的是认小儿是纯阳体，有苔毒，肆用一派苦寒伤火、消散伤气的药，将小儿治成死证。小儿乃稚阳体也，中和之至，然后成胎也。

小儿小便短赤非热，清长非寒，尤须彻底认识。短者，中虚土湿，木气下陷，不能疏泄，故短；赤者，中虚土湿，木火下陷，故赤。木火下陷，中气遂寒，运动停滞，上焦相火降不下来，烧热发作，便成大祸。世人一见尿赤，便用凉药清火，误事多矣。非特小儿为然，大人亦是此理。其小便清长非寒者，里热实，土气燥，木气疏泄，故小便长；木火不陷，故小便清，清润之药，甚合机宜。亦小儿、大人之所同。如小便清而多，多食猪肝以润补肝木，肝木补足，疏泄不偏，小便自减。或阿胶、白术土木双补，即效。惟湿热病小便短赤为热，然乃虚热，非实热。伤寒小便清，为病在表；小便赤，为病在里，赤亦虚热。少阴寒病，小便极短而清如水，乃为下焦无火，此病极少。小便赤为实热者，必有实热之外证，如烧热不退，舌有干黄苔，口臭，便秘，脉沉实有力也。小便不长不短，微带茶色，此为身体强足之象。大人亦如此。

至于大小便，欲解即下，全忍不住，便是木热中虚，养中气，清木热，即愈。误认为虚寒而温补之，病必重也。大便泻下不知，小便自下不觉，皆中虚木热。大人亦如此。

小儿腹泻，有停食者，有热泻者，有脾虚者。停食者，粪白夹水，泻而有屁；热泻者，泻出金黄，亦有屁，亦夹水。停食与热泻，泻后神气照常，尿有短时，亦有长时。停食水泻，先用淡豆豉五十粒，浓煎予服；如不见效，再用平胃散加减，苍术、厚朴、栀仁、神曲、麦芽、生甘草、白芍、当归，各三分煎服。小便一利，水泻即止，切莫再服。停食水泻，水入肠胃，食滞不消，苍术、厚朴最能温胃、消滞，性燥力猛，水泻特效之药。惟水泻最伤津液，苍术、厚朴又燥烈伤津，最燥木气，故加当归、白芍以养津养木；水泻则木郁生热，热则气动作泻，故加栀仁以清热；泻由停食，故加麦芽、神曲以消食也。如只用平胃散，不加归、芍以养津液，不加栀仁以清热，多有服后肺、肝的阴液伤耗而不能食者，应特别注意。水泻如连泻不止，腹响肠鸣，必系停食，槟榔五分，乌梅一枚，消食达木即愈。脾虚之泻，腹不响，肠不鸣，稀粪无水，其色灰黑，一滑即下，不似水泻之射远有屁，泻后倦怠神萎面黄，不速止住，其死甚速。用山药、扁豆各二钱，白术五分，干姜三分，炙甘草三分，小便一利，泻即止住。

热泻者，单用栀仁数分至一钱，一服即止。栀仁清热，最平稳。绿豆汤亦效最好。食欲、精神照常，射远有声，热泻也。如泻稀粪夹水，粪带绿色，此为肝寒，宜肉桂五分，阿胶二钱，以温木气，止疏泄即愈。凡泻服阿胶而愈者，小便必不短也。如脾虚之泻，而又兼吐，原食不化，中气易亡，最为危险。又非山药、扁豆所能挽回土气，须用理中丸一二钱，煎汤分二服，乃能挽回。

脾虚腹泻，不可横加温补，如可不用干姜，不用为妥。小儿一吐，土气即败，为小儿病特别重要之点。如所吐并非原食，而是酸臭，精神不惫，此为停食。平胃散加减，食消即效，切不可补，单用淡豆豉五十粒，浓煎多服亦效。小儿病，药少之方为妥。

小儿停食不泻者，日久必腹胀、干烧，用神曲、麦芽各五分以消食，当归、芍药各五分以润血，白糖五钱以养中，血润食消，则经脉通而烧热止，不可用攻破药。如日久积深，非下不可者，腹必胀满，按之觉痛，只宜大黄三分，附片一分温下之。宜缓宜妥，或用《温病篇》之加减黄龙汤，少少服之自愈。用食物烧焦以消食，世称糊药。植物烧焦者，最伤脾胃，不用为好；宜用红、白糖以建中气，使中气旋转，脾胃自然运化。脾胃运化，食物自消。或用扁豆一钱，藿香五分以养胃降胃亦效。如其嗳酸，是食停不化，胃逆生热。可用白糖三钱，普通茶叶五分，泡服即愈。茶叶清热，却不败火；茶与糖同用，亦能运动胃气以消化停食。小儿脾胃万不可伤，由茶叶、白糖之原则推之，可见小儿病不宜多用力量大之药也。山楂等药伤胃，如可不用，不用为妥。参看《时病本气篇》水泻。

凡大便稀溏，最后有条粪。先稀溏者，热滞也；先条粪而最后稀溏者，脾土虚寒也。大人亦同。最后稀溏，宜补脾土；误服凉药、消药，必生危险。小儿大便结燥，菠菜或青菜，或红薯、黑豆煎浓汤，服以润之；蓖麻油、生蜂蜜均败胃，忌服。

泻而腹痛，泻后痛减为停食，泻后仍痛为脾虚。泻后腹痛，应服白术三钱，白芍三分，橘皮三分，煎服，补土舒木为治。

[词解]

①山根：鼻根部，两目内眦之间。

腹痛

小儿腹痛，有食痛、虫痛、寒痛三种。停食腹痛，必口有酸臭之味，或发热或不发热。不发热者，淡豆豉三五十粒，浓煎服以消食；发热者，加白糖以养中气。虫痛者，能食而面黄肌瘦，忽痛忽止，下嘴唇内有白点，脉则弦细，或弦洪而大小、缓急不定。春夏用乌梅一枚，花椒五粒，煎服以养虫，其痛自止；秋冬用生白芍、生甘草各一钱，以清木热，其痛自止，或使君子肉二枚以下虫，其痛乃止。虫者，木热所成，秋冬阳气归水，水中增阳，木气生热，阳多故可清之、可下之；若在春夏，则不可下以伤肝阳。寒痛最少，寒痛必肢冷不食，或额心冷不食。附桂地黄丸一钱，调服以补阳，或艾叶三分，煎服以温寒可也。

冬至小寒之间，小儿病水泻，口渴能饮，小便甚长，此木燥伤津，疏泄偏胜。不可用水泻之方，以再伤津液，致生奇变；宜阿胶一二钱，山药二三钱，养木燥收疏泄，泻渴立止。山药收敛，并补土气。治木病宜兼培土，五行之气，虚则克我者愈克，培土以御木，木气乃易平也。大人亦如此治法。

冬至小寒之间，小儿病痢，兼泻黄水，日十数行，有时泻出亦不自知，不渴，脉则左右均弱，似乎无脉，小便或有时利，此则风木大动，疏泄偏胜之病。方用阿胶三钱，以平木气之疏泄；白术、山药各三钱，以培土气；肉桂五分，以补肝阳，即愈。补肝阳者，冬至之后，木气初萌，疏泄自伤本气，故一面用阿胶以平疏泄，一面用肉桂以补肝阳也。《金匮》：“见肝之病，当先实脾”，故用山药、白术以补脾。服一剂即泻减脉起，再一剂痊愈。此病不渴，故用肉桂。冬至、小寒之间，宜注意木气，宇宙大气的木气动故也。小儿误服温燥肝木之药，木燥克土，多有成鼓胀者。大人亦然。

面红身痒

冬春之交小儿面红身痒，冬春之交，阳气发动，小儿中气不足，阳动于下，遂越于外，红与痒皆阳气外越，宜补中气以回阳气，红自退，痒自止。冰糖糯米粥极效。若误认为火而用凉药，即成大祸。服凉药后若腹泻者，多发热而死。而宜凉药之病，面不红，身不痒。大人亦然。

目病

目珠红痛，凭脉为治。脉轻按盛，重按微，此为中寒心热。方用干姜五分，炒栀仁五分；干姜以温中寒，栀仁以清心热。此目珠红色，必鲜明而浮。若目珠红色，沉而不浮，暗而不鲜，其脉必轻按少，重按强，且现滞涩之象，此为湿热之证。方用栀仁、金银花各五分至一钱，薄荷、荆芥各五分，木通五分；栀花以清热，薄荷、荆芥以散滞，木通以去湿；服一剂而脉渐起，涩渐通，薄荷、荆芥减半再服。凡目病治法，是为两大原则，医家见红，便用凉药，不论中寒与否，将目病治重，皆不知有用干姜的原则之故。寻常目珠胀痛，黄豆一把，养木即愈；此目病治法，大人亦系如此。如果气实、热实、脉实的热证，栀花一方，多服即效；切不可误服黄连、石膏，致生流弊。凡立夏前后目珠红痛，脉弦不舒，归芍地黄丸一钱，以养木即愈，时令的木气衰退之故。小儿眼角肉多，先天不足。

疳病

疳病外证，腹大筋青，大便时结时泻，身有虚热，贪食而瘦，面色苍白，夜不安眠，舌有黄白苔。病之甚者，名曰走马牙疳，走马者言其病变之速也。外证，口唇部先发生小水泡，外面坚硬，内部破溃，变为黑色，遂向外面穿孔，同时四周蔓延，不甚疼痛，颜色浮肿，虚脱而死。

此中阳虚寒，升降无力，湿热滞于上、中二焦不能运动，以至木郁生虫之病。方用甘草泻心汤加减治之。

炙甘草三钱，干姜二钱，红枣六枚（去核），黄芩一钱，半夏二钱，炒黄连五分。

干姜、草、枣温补中阳，连、芩清降凝滞之湿热，半夏降逆理滞。

按其情形加减治之，徐徐而愈。此方份量极重，可减十分之七用之。当归、乌梅亦可加入。此方宜按脉随时加减，不可呆服。

喉痛

小儿喉痛，与大人同，可照本书《时病本气篇》喉症法治之。小儿喉痛，须留心检查乃知。如不会说话，看其咽乳时，必挤眼难过也；留心脉象，沉细多热，微虚中虚。如喉痛而脉沉不细，恶寒，呕吐，身体觉胀，四肢觉麻，是为痧闭，应速刮痧。喉旁耳下，后颈窝下两旁，扇子骨中间，背脊骨两旁、两肩，用小瓷羹匙边抹桐油或菜油，刮出红点，喉痛即止。

痘病

四豆饮，古人以之稀痘，名曰稀痘汤；无黄豆，并不以之治疹。其实痘疹，皆木气偏于疏泄之病。痘则木气疏泄，金气大败；疹则木气疏泄，金气虽败，未大败耳。痘病用四豆饮和木气。痘不旺者，加山药二钱以补肺；如痒者，此为肾虚，再加巴戟天一钱以补肾。痘出成片不成粒，顶塌、根散、浆稀，种种败证，皆用巴戟天四豆饮，或加炒黄芪、当归，皆能挽回。前人所用黄芪、党参补益卫气诸方，皆应采用；惟所用凉药与药杂之方，则不可用，痘病初起所用发散之方，亦不可用。初起以四豆饮去绿豆为佳。疹病始终木气之事，痘病初则木气之事，继则卫气之事。卫气大败，收敛不能恢复，故痘病后期，多用黄芪以补卫气。

自来用升麻葛根汤治痘疹，疏泄之病加升散，无不服后病加。误认痘疹是胎毒，所以用升葛以升提之，原理认错，尚复何说。王孟英于稀痘汤中重加金银花、生甘草以解毒，木气失和便是毒，豆和木气，便能解毒，二花、甘草不可加也。麻疹忌黄芪，黄芪性升，只宜卫败之病，不宜荣热之病。《福幼篇》[①]论痘各节，完全可靠，最宜购阅。将“毒”字改为“病”字，便好。天地之大德曰生，生者，天地中和的结晶，认胎为毒，真是笑话。《福幼篇》论麻疹宜发表，不妥，不知原则之过也。痘粒，小而圆者佳。

［词解］

①《福幼篇》：清代庄一夔编著的儿科专著，附有急救灵验方。

痄腮

疹子之外，又有痄腮一病。此病初起，恶寒发热，或不恶寒发热，耳后或腮下肿而硬，方用巴戟天、甜苁蓉各一钱，麦冬、龟板、鳖甲、地丁、昆布、海藻各五分，厚朴、半夏、沙参、橘皮各三分，红枣二枚，温服即愈。恶寒发热，舌有腻苔，加薄荷、桑叶各五分，即愈。

此亦春令木气疏泄之病也。木气不足，疏泄一动，向上升去，不能向下降来。耳后腮下为胆经木气下降之路，故结聚于此而不能散。巴戟天、甜苁蓉补肝肾上升之阳，龟板、鳖甲补肺胆下降之阴，地丁、昆布、海藻、厚朴、半夏、橘皮降胆肺胃之气，沙参、麦冬以益肺阴而助降令，红枣补中气，薄荷、桑叶疏肺气之滞也。

此病春令为多，只经络部位的关系，故病甚轻。然不知补益木气以助其升降，从事寒凉发散，败其中气，中气更虚，升降更滞，以至结聚日甚，弄到开刀才能了事，亦医家不慎之于始之过。初起，只服一味黑豆汤亦效，黑豆调养木气，善降胆经也。

巴戟苁蓉方，并治瘰疬初起与耳流脓。耳流脓原理、瘰疬原理，与痄腮同。肾肝不足于左，肺胆不足于右，右降无力，由于左升无力。治法欲润降右方，必兼温升左方，又必兼补中气。《古方篇》酸枣仁汤，欲凉药降胆经，先温升肝经，亦圆运动之意义也。

此病如发于秋季，阳气收敛，其脉必重按不虚，不似春令之脉重按虚微，可不用补肝肾之药，只用花粉、天冬、橘皮、杏仁、炙草、苡仁各一钱，便能消散。因只金气燥结，收敛不能下达的关系，故润燥开结而降肺气，兼补中气可也。如疹子发现于秋季，亦用此方。花粉、天冬能清降金气，秋季金气当令，舒金气以达木气可也，病在金不在木故也。去天冬，加黄豆亦妥。黄豆亦滋润之品，较天冬不伤中气；天冬则润肺燥，开燥结要药。

阴虚

小儿阴虚，此先天秉赋使然，其脉沉而不起，涩而不滑，面无浮红，鼻梁山根常现一线青色，大便不能每日一次，常于半夜哭叫。半夜哭叫，阴虚木燥也。此病如不预防早治，稍长易成虚劳。宜每天食蒸鸭蛋糕一个以补阴，久之血活阴生，身体必可转和；并宜常服归芍地黄丸数小粒。此丸善治一切阴虚诸病，比六味地黄丸活动，因归、芍能滋养木气，升降肝胆二经之故。此丸并统治大人阴虚诸病。

实证

小儿亦有实证，实在一部分，不在全体。如咽痛而兼渴喘，发热，热有根底，重按仍热，只有昏睡，并无烦躁，或兼泻黄沫，小便或长或短，是为麻杏石甘汤证。用生膏、杏仁泥、炙甘草、麻黄绒各五分，一服病愈，即止。此证面色必不红，脉必沉实，舌根舌中必有干黄苔为据。诊断小儿病，总以得看舌苔为要，万不可不看明舌苔，随便下药。小儿哭泣不肯开口，务必用力拗开，以求得到诊断的彻底。麻疹误服升散之药，伤损津液，津伤热起，亦有病成此证者，麻杏石甘汤即愈。麻黄、杏仁以降肺气，生石膏以清疏肺间积热，炙草以补中气也。

大便结燥，舌无黄苔，别无热证，是为阴结。阴结者，阳气不足，不能化生津液也。附桂地黄丸，每服五分，补阴中之阳，阴阳合化，自然津生而粪润也。此病亦有独参汤冷服而愈者，气能生津也。大人亦如此。

其有麻疹初病，误服温补，以至舌苔燥黄有底、口臭、目闭、渴而能饮、二便全无、腹满、脉沉，此为实证。虽实而病原却虚，细心审查腹部。如按之病人拒按，是有可下之物，宜大黄、枳实、玄明粉、厚朴各五分或一钱，黄豆三钱，微下之；如按腹部并不拒按，而脉实，亦可轻用少许，以消积滞。

如非咽痛，而发热、喘咳，渴能饮水，此热必有底，舌苔必有白粉，或舌有黄苔。其渴而能饮，胃家必有可清的燥热，可用生枳实、小栀仁各数分，清去燥热，发热与咳嗽与渴皆愈。如脉不甚实者，须兼用山药、扁豆各一钱以扶土气，方不别生流弊。因小儿胃家燥热，非小儿阳明燥金能病阳燥，乃汗出亡津，或误服燥药，伤津所致，其土气仍是不足故也。如脉象沉实，或沉细有力，或右脉实于左脉，舌苔干黄，山药、扁豆，便不可用。

小儿三四日不解大便，却无他病，此肠中津液不充之故，可用淡豆豉数分至一钱，浓煎温服，以通润之，自然大便。不可用大黄，须有热结实证，乃可用之。大黄伤中，中伤便更不下。曾治一七日小儿，食乳甚好，却泻稀水，中夹粪点，小便亦利。按其脉小而沉，沉而有力，服大黄二分而愈。其母怀孕时，好食胡椒，所以小儿七日，而内热如此，此热结实证也。热结旁流，故泻稀水。

脉法

医生两手将小儿两手同时握住，用手大指按小儿两手三部，轻按浮部在皮，重按中部在肉，再重按沉部在骨。小儿出生，即有脉可诊，除至数甚快为小儿中虚本脉外，轻按浮部脉多，重按中部、沉部脉少，为中虚；轻按无脉，重按脉实，为内热。右脉比左脉微少为中虚；左脉比右脉有力为肝热；右脉强，左脉细，亦为内热；右脉比左脉大，却大而虚松，则中寒也。小儿无论何病，只中虚与内热两门。中虚与内热分清，用药便有依据矣。至数甚快为小儿本脉，小儿中气未能充足，故脉快也。看指纹可作参考，诊脉须兼各种症状为断。

诊治小儿病，全凭诊脉。虚实之分，先求中部。虚者，中部以下虚微；实者，中部以下实在也。无病而脉在中、沉两部者，多阳足阴虚；无病而中、沉两部不足者，多阳虚。阳虚慎用阴润药，阴虚慎用阳燥药，中虚慎用消散药。右脉比左脉旺些为顺。

治小儿病，一、不可认为外来的邪气入了小儿的身体为病，须认定是小儿本身的本气为病，用药乃有着落；二、总要凭脉，乃得根据；三、用药总要平和之品，不可繁杂。小儿病极简单，本篇各方，经过甚多，功效极大。世之用钩藤、蝉蜕以治小儿病者甚多，钩藤苦寒，极败胃气；蝉蜕通肺破血，其力不小。如此之类，相习不察，小儿受害多矣。本篇力除此弊，学者经验，自知其益。

看指纹法

三关部位歌

初起风关证未央[1]，气关纹现急须防；乍临命位成危急，射甲通关病势彰[2]。

浮沉分表里歌

指纹何故乍然浮，邪在皮肤未足愁；腠理不通名表证，急行疏解汗已投。忽尔关纹渐渐沉，已知入里病方深；莫投风药轻相试，须向阳明里证寻。

红紫辨寒热歌

身安定见红黄色，红艳多从寒里得；淡红隐隐本虚寒，莫待深红化为热。关纹

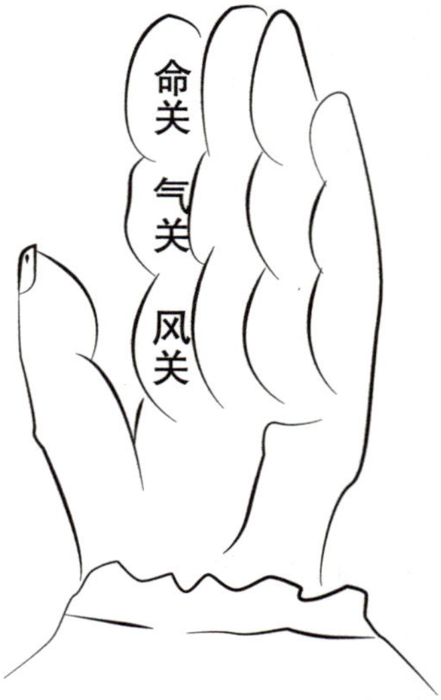

小儿命关、气关、风关图

见紫热之征，青色为风古所称；伤食紫青疫气逆，三关青黑祸难胜。指纹淡淡亦堪惊，总为先天赋禀轻；脾胃本虚中气弱，切防攻伐损胎婴。关纹涩滞甚因由，邪过阴荣卫气留；食郁中焦风热炽，不行推荡更何求。

纹形主病歌

腹痛纹入掌中心，弯内风寒次第侵；纹向外弯痰食热，水形脾肺两伤阴。凡看指纹，以我之大拇指侧面，推儿食指三关，切不可覆指而推，盖螺纹有火，克制肺金，纹必变色；而又只可从命关推下风关，切不可由风关推出命关，此纹愈推愈出。其纹在先，原未透关，今误推而出，大损肺气，慎之戒之。

[词解]

①央：尽。

②彰：明显。

六、时病本气篇

导言

时病者，因时令之大气变动所发生之病，如中暑、霍乱、痢疾、白喉、疟疾、时行感冒、燥气、痧症、湿热等是也。病虽因于时气，病实成于本气。自来论时病者，皆认为外来时邪中入人身为病，于人身本气自病，全不重视。

学医治病，先要将“认定着落”四字彻底用功。时令病，如认定为时令之大气中入人身为病，则用药必以驱逐时气为着落。驱逐时气之药，即是伤耗人身本气之药，本气伤耗，病必加重。病既重矣，犹以为时气驱逐不尽，又将驱逐时气之药继续用之，本气更伤，气伤人死，仍不解何以人死之由，比比然也。认定时令病乃人身本气为病，则用药必以调和人身本气为着落。本篇各方，皆调和本气之方。时令之气之偏，人身本气自病之诱因耳。调和本气，处处乃有办法。临床经验，自有理得心安之乐。王叔和书未读通，将《内经》“冬伤于寒，春必病温”的“寒”字，认为“风寒”的“寒”字，于《伤寒论》开首妄加《序例》曰：“寒毒藏于肌肤，至春变为温病。”于是本气自病，都认为伏气为病，相习不察，杀人多矣。《荀子》曰：“六淫之气，皆起于地，与天无关。”《内经》曰：“在地为五行，在天为六气。”荀子为周秦时人，《内经》则周秦时医家之所言。天空本无所有，实际研求，《内经》不如《荀子》可靠矣。《内经》又曰：“天气，清净光明者也，藏德不上①，故不下也……云雾不精，故上应白露不下。”云雾，乃地下水中所藏之阳气，上升于天空所成。《内经》又合于荀子矣。读中医书籍，非先认识原理，自己有了判断能力，鲜不被前人之说所扰乱者。

《时病本气篇》之作，非有意反对前人，事实上原如此也。

著者识

①藏德不上：《内经》原文为“藏得不止”。

喉痛

喉痛的意义

白喉，小病也，死亡却多，药之误也。喉痛，分中虚喉痛、阴虚喉痛、湿热喉痛、外感喉痛、阳虚喉痛、烂喉痧、普通喉痛。

中虚喉痛

中虚喉痛，喉痛不作寒热，或微作寒热，精神倦怠，饮食减少，面色萎弱或浮红，脉象虚小，重按更微，方用炙甘草一钱，煎服即愈。如其不愈，炙甘草、桔梗各一钱，煎服，分多次服下。

此病因中气虚，少阴心经之火不能下降也。少阴之经，心火与肾水同气，心火下降交于肾水，不逆冲咽喉，则咽喉不痛。心火下降，全赖中气，心火上逆，中气必虚，故用炙甘草养中降火。不瘥者，心火不降，肺金必伤，金被火刑，收敛滞塞，肺主津液，津凝成脓，咽喉之间即起白点，故甘草汤加桔梗，以补中、排脓、降肺也。脉象虚小，中虚之象。若重按更虚，误治即死。

阴虚喉痛

喉痛不作寒热，或作微寒微热，精神并不倦怠，饮食亦不减少，面色如常，脉象或沉，或细弦，或薄而涩，或左尺微少，咽部红而不鲜，红处甚宽，或不作红色，方用当归五分，嚼食立愈；或用猪肤汤，猪腹皮煮成浓汤，去油加白糖，随时服，分多次服下。

阴虚者，火金不降而津液亏也。火金不降，此亦寻常之病，原无何等危险，自元金养阴清肺汤盛行，白喉遂成要命的危险大证，冬春之交，死亡接踵。养阴清肺汤，除薄荷、甘草外，其余麦冬、生地、芍药、贝母、丹皮、元参，苦寒滋腻，寒中败脾，此体强火旺、脉实气壮之人病喉症之方也。白喉证，脉实气壮者少，气弱脉虚者多，如中虚证服之，心慌、腹泻、增热、加痛，一日即死。

猪肤汤，养阴清肺，不湿脾胃，不寒中气，功效极大，虚家极其相宜，即脉实体壮之人服之，亦奏殊效。或用淡豆豉一把，煎服甚效。小儿尤宜。

喉症，冬季、春季极重，夏季为轻，秋季更轻。冬季木火正当藏根，不当上冲，春季木火甫经萌芽，不当上冲，故病重；夏季火炎于上，应病喉症，故病轻；秋季肺金燥结，敛住火气，不得下行，故更轻。重者，重在下焦根本动摇也。脉象弦细，津液伤耗之象。白喉的脉，最怕中、沉较浮部虚少，中气离根，则中、沉少也。如不急于补中，而用凉药必死。

湿热喉痛

此症恶寒发热，舌有薄苔，喉痛如锁，身痛胸闷，或不痛不闷，脉象紧促。方用苦酒汤，半夏一钱，研细；鸡蛋一个，去净蛋黄。将半夏和蛋白仍入蛋壳中，再加白醋满蛋壳，搅匀；用柴火于蛋壳下煮三沸，候温，徐徐服下，不愈，再作服。此方，苦酒、半夏散湿开闭，蛋白润肺、清热也。寒热，舌有苔，身痛，胸闷，皆湿之现证，湿热凝冱，故痛如锁。此证如服炙甘草，必将湿热补住，而痛加重也。脉象紧促，闭结之象。喉痛如锁，不可忽也。苦酒，即白醋。

外感喉痛

此症恶寒，微发热，却恶寒特别之甚，而体痛，舌有黄燥苔，口臭，喉痛极剧，脉象紧而有力，或沉细有力；恶寒、脉沉紧有力，为必要证据，乃外感风寒，卫气闭住内热之证也。

方用麻杏甘石汤，麻黄二钱，杏仁三钱，炙草一钱，生石膏三钱，热服即愈。麻黄开卫气之闭，以舒肺而止身痛；杏仁降肺润肺；生石膏散热结，以止喉痛；炙草补中气也。如口臭而舌苔厚腻太甚，时时恶心欲呕者，加生大黄五分或一钱，以清胃间浊热，乃愈。脉沉紧有力，卫闭热结之象，为用麻黄石膏之据。

阳虚喉痛

此症亦由外感而来，微发热恶寒，不渴不食，胸满气微，神怠，脉虚迟微小、无神，喉痛不甚，速速回阳补中。方用四逆汤，附片、干姜、炙草各二钱，加童便半杯。病人所在地，上年冬至前后鸣雷，或冬至后不冷，春间即有此病，不速治之，即成伤寒少阴证而死。或用猪腰汤温补肾家，亦效，幼童宜之。幼童小儿，当冬至立春之间，尝有神惫、面黄而喉痛者，其脉必微少而迟，猪腰汤极效。猪腰汤，详《古方下篇》“肾气丸”。冬至后咳而吐，宜此方。

白喉病，如中虚、阴虚、阳虚审查不清，可用试探法。用炙草一钱，煎浓汤服下，病减轻者，即属阳虚、中虚；痛反加重者，即属阴虚，虽痛加重，却不妨事。睡醒痛减，亦为中虚；睡醒痛加，亦为阴虚。如口并不苦，嚼食炙甘草不知甜味，此阳大虚也。

白者，肺经已伤，红者，肺经未伤；白愈多者，中气愈虚。有初病不过一白点，肿不大，服甘桔汤后，白点加多，肿加大者，此非药之过，乃病气正盛，然随盛随衰，病即遂愈，不必疑虑。

凡中虚喉痛，面色多红，服凉药即死。凡可食凉药之病，面色必不红。内热愈实者，面色必深垢[①]而微黄也，喉症亦然。喉症之死，皆死于中气亡脱；如中不虚者，虽病至筋肉溃烂，亦不致死。

如温病而兼白喉，须先治白喉，后治温病。治白喉，用炙甘草、生甘草各五分，桔梗一钱，炙草服后，喉痛已减，温热稍加无妨。服炙草所加之热，乃胃家之热；温病，胃热为顺也。如喉间并无白点，而有红点，此是阴虚火逆，用生甘草降火即愈，忌用炙草。如满喉红成一圈，此肺气不足，不能生津下降，用猪肤汤润之，或六味地黄丸滋阴，乃效。脉虚者，用生党参三钱，小枣十枚，煎汤徐服，使中气复旺，以生肺气，肺气降而生津，自然病愈。

如猪肤汤服后，见效又痛者，此咽圈之红，乃心火不降，此心火不降，乃肾气不升。心肾相交，升降互根。用肾气丸一二钱，调服而愈；

或猪腰不去内膜，煮浓汤温服，以补肾气。肾气能升，心火自降也。其脉必微而无神，如服凉药即危。看喉之法，命病者张口念“哈”字，舌自向下，自能得见患处。

凡喉痛，除中虚、阳虚、阴虚三证外，可用刮痧法，以疏通气血，痛即能止。刮痧法，详《霍乱》中。

烂喉痧

此病，乃猩红热之兼证也，不可治喉，治喉必坏；猩红热治愈，烂喉痧自愈。猩红热治法，用三豆饮加减，详本书《温病本气篇》。

药店所售吹喉散，皆清凉疏散之药，除中虚喉痛、阳虚喉痛外，皆宜用此药吹之，甚妥。王孟英自制之锡类散最妙，方详《王孟英医案篇》。

喉痛臃肿，俗称鹅子，言肿处如鹅蛋也。鹅子臃肿，滴水难下，脉实有力者，将鹅子刺破，吐出脓血即愈；脉虚者，用西医洗肠器，贮入稠粥汁，由肛门灌入，谷气入腹，中气转动，鹅子减小，便能服药。麻杏石甘汤证之喉痛，刺破血出，脉通，恶寒罢，立愈。

辨别喉痛寒、热，用炙甘草试验外，可用肉桂一钱，煎服。寒者其痛立减，再服肉桂即愈；热者其痛立加，虽加痛无妨，因热证喉痛，不致动关生死也。白喉，病在咽头者重，病在喉头者轻。咽头属胃，中虚、阳虚则病在咽头；喉头属肺，中虚、阳虚以外诸证，皆病在喉头。中虚、阳虚易死，故病则咽重于喉也。

普通喉痛

无以上各种喉痛脉证而喉痛者，用王孟英青龙白虎汤，橄榄十枚，生萝卜半个，捣烂煎服。无橄榄，用青果亦佳。橄榄凉降，萝卜温降，不偏凉又不偏热，能将肺间逆热降下，最善之方。喉证起时，宜多备之。药铺的西藏青果甚好。

[词解]

①深垢：此处指面部油垢污浊。

感冒

感冒的意义

同气为感，异气为冒。大气疏泄，人气亦疏泄，大气收敛，人气亦收敛，为感；大气疏泄，人气收敛，大气收敛，人气疏泄，为冒。感冒者，感冒风寒也。感冒与伤寒、温病不同，伤寒、温病，荣卫感冒，里气遂病，故病重，故人死；感冒之病，半在肺家，半在荣卫，里气不病，故病轻，人不死也。

普通感冒

恶寒，发热，身痛，能起床，并不觉剧，用葱豉汤，葱头四个（连须），淡豆豉（有盐者亦可）两羹匙，煎服。此亦麻黄汤证之意义，病气极轻者。葱头降散卫气，豆豉调中、宣滞也，盐最补中。

不恶寒只发热，神智清者，仍用葱豉汤；神昏者，一味黄豆汤养中养荣，即愈。神昏，不恶寒只发热，此温病之属，故不用葱豉之宣通，只用黄豆养中养荣，相火归根，病即愈也。此二方轻而又轻，病愈之后，无有他弊。神志不昏，仍是感冒，并非温病，故仍用葱豉汤。

时行感冒

此病非伤寒，非温病，恶寒发热，头疼身痛，不能起床，数日之后，亦觉口苦，脉象躁急。此时令之气骤然上升，感伤荣卫，人多同病，故曰时行。方用生黑豆五钱，薄荷一钱，桑叶一钱，淡豆豉三钱，冰糖一两，煎服，安卧不必厚盖，自然汗出而愈。凡外感厚盖，每每汗出太多，致生流弊。

此方即《伤寒论》麻黄桂枝各半汤之法，不用麻桂本方，而用薄荷、桑叶以代麻桂，豆豉、冰糖以代白芍、生姜、大枣、炙甘草，因刚燥之品取汗，必须确系麻黄桂枝证，方可照方用药。黑豆润降胆经，亦可替代芍药，而无寒中之弊；淡豆豉和平调中，有能宣运滞气。如病已多日，口已苦者，加柴胡、黄芩各一钱，以升降少阳经气。病因呼吸骤然上升之大气而来，中气骤虚，故脉象躁急。此病失治，多有变成大病者。

兼疟感冒

外感恶寒发热，并恶风，身痛，并觉内热，脉不浮虚而沉数；服发汗药汗大出，病解，过半日病仍如故，恶寒更甚；再服发汗药，病必不已，寒热必更甚。不发汗，病何由解？此为兼疟外感。方用重剂葱豉汤，葱头带须五个，淡豆豉五钱，麦冬三钱，草果仁一钱，服后满身微汗，荣卫复和即愈。豆豉和荣，葱头和卫，麦冬、草果开疟结也。此等病，无论服何方，无不病更加重者，惟此方和荣卫，开疟结，微汗而愈。此活泼之法，果能悟通，其学力必非寻常可比。

此病不速解决，即转成大柴胡汤证，其证口苦，申酉热增，头出冷汗，起则头晕，不思食，常欲呕，舌苔黄而润，夜半发冷，腹微满，面黄，口臭，不渴，大便不结，解时觉热。其口苦、苔润、腹微满、口臭、欲呕者，胆胃热也；头出冷汗，起则头晕者，少阳相火逆升也；夜半发冷者，胆经气结，子时胆经气动也。宜柴胡、黄芩、芍药解少阳胆经之结，降相火之逆，大黄、枳实清胃热以去黄苔也。宜用轻剂，连日服之，徐徐解除，不可泻下。苔黄而润，胃热不实也。

特别感冒

特别感冒，恶寒发热，头疼身痛，口渴，脉沉软有力。恶寒至于发战，身痛有如被杖，口渴而却淡者，此体强之人，内热素深，忽感外寒，卫气闭住内热也。方用荆芥、薄荷、桑叶、竹叶各二三钱，以开卫闭；黄芩、生石膏、天花粉、金银花各二三钱，以清内热，自然汗出而愈。内热脉软，此“软”字有厚实之意，非“虚软”之“软”，“虚软”之“软”，脉薄而微，只可谓为虚脉，不可谓为软脉。恶寒，无内热，不发战。内寒口淡，食盐知咸味；内热口淡，食盐不知咸味。身痛如被杖者，卫闭之甚；内愈热，卫愈闭也，且有闭至脉伏于沉部之下者。此卫闭之甚，因于内热，脉沉有力，故不补中以助内热也。热伤津液，腠理干涩，且有身重难以转侧者，亦有服清热药后，脉起热通，舌苔始现干黄者，加生大黄一钱煎服，以清内热可也。

内虚感冒

尝有冬春之交，忽然身体微寒微热，按其脉小弱而急，身体微痛，头不疼，服补中益气丸三钱而愈，或八珍丸三钱而愈。又有夏令热极之时，忽然身痛恶寒，壮热灼手，脉象洪大，重按空虚，服淡豆豉、扁豆、黑豆、绿豆各三五钱而愈。又有忽然头痛如擘，壮热烙手，不思饮食，脉象洪数，重按甚微，或脉象平和，独右尺浮起动摇者，用巴戟天、甜苁蓉各五钱以温补肾气，绿豆一两以降热逆而愈。头痛如擘，乃肾阳离根上冲之证，非外感之头痛也；此乃内伤之病，感动时气之偏，中气顿虚，荣卫无力，有如外感。凡感冒之头痛，不痛如擘也。

恶寒、发热、身痛，乃荣卫之事，荣卫乃整个枢体之气表，司于肝肺，发于脾胃，源于两肾。补中益气丸治愈，此脾胃之中气虚陷；八珍丸治愈，此气血之虚亏；豆豉、黑豆、扁豆、绿豆治愈，此中虚而相火外越；巴戟天、苁蓉、绿豆治愈，此肾虚而肾阳亢动。故皆有荣卫之外证，而脉则内虚之内证，故皆治内而愈。治内而愈者，里气乃表气之本，里气和表气乃和也；如不治本，而以世俗治外感之升散药治之，必虚脱也。可见外感之病，乃荣卫感伤风寒而自病也。外感之病，必恶寒不轻，身痛亦烈，脉又沉紧，有麻黄证的意义，乃可用薄荷等舒散之药以开卫气之收敛；否则桂枝汤，亦是调和内气之方。如单发热不恶寒，一味黄豆汤养中养荣，以和荣卫而愈，其内虚的关系，尤不可忽矣。《汤头歌诀》之九味羌活汤，一切外感均不可用。详《汤头改错篇》。

热伤风

阳热之气，应当由地面上降入地面下时，忽然降不下去，天气骤热，则病热伤风。空气中阳热逆腾，金气受伤，人身应之。热伤风外证，喷嚏连连，鼻鸣清涕，头目觉热，似作寒热，动则汗出；然能照常动作，饮食如故，竟有十日半月不愈者，病延日久，遂致虚惫，此肺家收敛之金气被空气之热上冲之病也。病在肺家，不在荣卫，故能饮食动作；热冲肺，故喷嚏连连，鼻鸣清涕；肺主皮毛，牵连荣卫，故似作寒热；热气上冲，肺气不能降之，故头自觉热；热冲肺逆，大气偏升，中气必虚，故动则汗出。此病名为热伤风，其实是伤热风，因大气中的金气，被大气中的热气冲散，不能收敛，人身木火之气亦化热不降，而冲伤肺家，乃自己本身之气自病。此病无论多日，舌上无苔，脉象虚数。

方用枯黄芩、薄荷、白术、炙草、党参、当归、白芍各一钱，冰糖、红枣各五钱，脉重按虚微者，加干姜一钱。用黄芩，清冲入肺家热；用薄荷，降肺气之逆；偏升之病，中气必虚，故兼用白术、炙草、党参以温补中气；当归、芍药平荣气之疏泄，并养耗散之津液；重用冰糖、大枣，养中气，补津液也；脉重按虚微，中气必寒，故加干姜。

如服方病愈，仅头热不减，此肺气已降，肝热独冲。用黑豆一味煮浓汤，加盐少许，服下即愈。热伤风病，日久不愈，金气不收，木气妄动，相火外散，中土失根，倘再加咳嗽，易成痨疾。黑豆养木平冲，盐补中气。

此病多发现于秋季，四时之中大气忽然温升，亦有病者。服黄豆、黑豆、绿豆各一把，润降温升之气，并养中气，亦效。脉虚者，加冰糖一两，以补中气。

热伤风，如发现于冬春之交，宜服八珍丸。因阳气由静而动，化热上冲，力量最大，最伤土气，最伤血液，参、术、苓、草以补土气，芍、地、芎、归以补血液，故效。民国三十二年冬，桂林盛行，因桂林夏季热度四十度者多日，处暑后即无大雷，入地之阳，可谓十足，却冬季无雪不冷，冬至前后，大气中常有火烧黄土臭味、炖红肉臭味，夜多大风，昼间山头多布黄雾。此种阳多不藏之气象，令人头昏。阳多不藏，一到大寒，应当阳动木泄之时，力量特大，所以伤血、伤气也。冬春之交，川、滇、黔无此气象，入冬闻雷，降入地下的阳气，本来不盛也；长江一带无此气象，冬有雪也；北方无此气象，土厚水深，阳气入地者深，出地者不急也。

热伤风，用冰糖糯米粥，补中气，补肺阴，极效，宜多食；或用小黄豆两把，煮极烂，睡前连渣服，亦效。黄豆能补中气，养木平冲，润肺金，补津液，助降气而资收敛，故效。黄豆方，如其只效暂时，加生姜三钱与食盐，即效。因火气上逆入肺，即不降入土中，肺虽热，胃却寒，加姜以温胃寒，食盐补中。治肺热须顾胃寒，此治热伤风之原则也。食盐以适口为度，不可太咸。

治感冒病，不可用桂枝，桂枝温燥之性，只宜真伤寒、中风之桂枝汤、麻黄汤证。此证无温燥的关系故也。此外之感冒，常有温燥的关系，用之病必加重。《汤头歌诀》之九味羌活汤，一派温升之药，常见世人用之而加病者，不知感冒之理故也。

燥气病

燥气感冒

大暑以后，燥金气动，感冒之者，恶寒发热，时止时作，胸部似塞，腹部似胀，或头痛或头不痛，脉象弦涩，动在中部。缘秋燥之时，大气中已降入地下之火气忽然逆升，与凉降之金气抵触，金气凉降不下，火气逆升不上，金火裹束，遂燥结于中气之间。人身感之，肺金敛结则恶寒，相火逆升则发热，金火裹束于中部，则胸腹塞胀。头痛者，肺金敛结，降气不舒也。“燥结于中”四字注意。

先用刮痧法，刮背心脊骨两旁，刮出红点，荣卫气通，乃可用葱豉汤与麦冬草果仁汤，重剂合用，以开散之。如无效者，用人参败毒散，羌活、独活、柴胡、川芎、薄荷、前胡、枳实、桔梗、茯苓、生甘草、党参、生姜各一钱，煎服。羌、独、柴、芎，其性升散，最开肺金之敛结；薄荷、枳壳、前胡、桔梗、生姜，其性降散，能消胸腹之塞胀；党参益气生津，以润燥结；茯苓、甘草，补土和中。燥气敛结，病结在中，降不下去，故兼用升散也；否则，外感最忌升散，只宜降散。人参败毒散，惟宜此病，注意。脉来中取弦涩，干燥敛结之象。初病如失治，遂酿成下文之小建中汤证。此病一刮之后，多自愈者。病时只可食稠粥，不可食干饭。

初病失治，里气内结而成痞胀，腹部如鼓，左胁按之作痛，面色青黄，宜小建中汤。饴糖善养津液，而开结塞；芍药、桂枝，升降木气；炙甘草、姜、枣，调补中土。土木调和，运动能圆，青黄自退。青乃木气之枯，黄乃血坏也；腹胀左胁作痛，金结木败之象。此方开结调木，故效。如舌有干黄苔，脉象沉实者，则燥结成实，于原方加生大黄、生枳实各一钱，缓缓下其燥结。舌无苔，脉不沉实，忌下。此病，江南多有之，西医所称“黑热证”是也。

燥气咳嗽

干咳，咽喉不利，麦门冬汤。麦冬、半夏，润燥开结；参、枣、米、草，补中生津也。

燥气疟疾

此病乃燥暑二气裹束不降之病也。初得，先寒后热，大渴热饮，天明热退，申酉复热，却只热不寒，舌如猪腰色，湿润如水而无苔，脉在中部。

方用竹叶石膏汤，石膏、麦冬、竹叶、半夏各五钱，以清燥暑，而通降肺金结气；人参、粳米各五钱，补气生津；炙草三钱补中气。

《内经》曰：脉盛身寒，得之伤寒，脉虚身热，得之伤暑。暑病虚脉，非有大湿外证，即易误为阳虚；然脉在中部，因燥暑聚于中焦使然也。世谓喜冷饮为阳热，喜热饮为阴寒，寒则不思饮矣；人身六气分离，燥热偏胜，不能再与湿寒相合，故燥热极，反热饮也。燥热极，舌反润者，燥热太胜，不能与他气相合，心脾津液被太胜之燥热所迫，不能与燥热相交，故舌有津液也；热不在胃，故舌无苔。伤寒阳明病燥，舌苔干黄，乃燥气病之实者；此则燥气病之虚者，燥而虚的病，最难医治，一发散即坏，一作疟治即坏。秋深，凉后复热，往往有此病发生，世谓为秋瘟病是也。

又有一种秋燥疟疾，恶寒作战，随即发热，汗出病解，续又发作，不渴，舌有腻薄苔，脉象中取而软，俗称闷头摆子，前人谓为伏暑晚发。软脉与濡脉相似，濡乃虚脉，软乃实脉。

方用苦杏仁、鲜枇杷叶、橘皮各五钱，以降肺气；藿香、半夏各三钱，以降胃气；茯苓、炙甘草各三钱，以建土扶中；泽兰、荷叶各三钱，以宣舒暑气。用轻宣之法，自愈。

如其恶寒发热，午后病势较重，脉象中取而弦实者，又非轻宣之药所能治，必须用温散金气燥结之方，乃能松开。

九味羌活汤，羌活、白芷、川芎、防风、苍术温升温散，黄芩、生地清热，甘草和中。细辛不可用。姜、葱每味少许，温散甚宜。用人参败毒散亦效。午后金气当令，燥结力大，故发热而脉弦实。弦者，敛结不能疏泄之象。九味、败毒两方，温散力大，以开敛结于中之气，甚为相宜。尺脉弱者，减轻用之。

金气收敛，木气疏泄。疏泄当令之病，收敛为药；收敛当令之病，疏泄为药。九味、败毒两方，具木气温散疏泄之能，故治金气燥结聚敛之时气病，适合机宜；如当木气疏泄之候，病外感发热，禁用。

金燥病时行之时，如病者脉象虚小数疾，服前数方不效者，此属内伤。虚小数疾之脉，此乃中气无根，元气将熄，一感时气燥结之偏，支持不住，生命将亡。必须设法使数急复其和平，虚小转为充足；元气旺相，中气有根，运动复圆，诸病乃愈。方用巴戟天、淫羊藿、甜苁蓉各三钱，以补水中之火气。

火气由下升于左，又复由上降于右，火气右降则生中土。火气由右下降，须津液运行之力，用海藻、昆布、黄精各三钱，以助右降之津液。此方大补肾家之元气，以生中气，脉象自能由虚小转为充足，由数急转为和平；此时运动复圆，肺金之燥结，自能变为凉降，自然病愈。如不先补肾气以调和脉象，徒按病用药，虚小数急之脉，根本已败，已无运化药力之能，势必因药力不化而加病也。

凡秋燥之恶寒发热，皆肺金与心包相火之事，无整个荣卫关系，误用麻黄、荆芥，必生祸事。

己卯秋，成都四川国医专校二人病疟，多日未愈。忽一日天气大冷，由单衣而换棉衣，两疟疾不药而愈，可见金气能凉降彻底，则不燥结于中而病疟也。燥结之病，四川最多，四川雾多之故。民国丙子年，与王生养林同住南京清凉山扫叶楼，立秋次日，见山下地面起白气一层，此秋气将地面阳热收降入地，阳热不能顺下，又复逆升而上之象，亦燥结之气也，故南京乡下黑热病甚多。若苏州、杭州，夏季极热，冬季极冷，且有冰雪，大气的圆运动充足，所以少燥结之病。奉天、洮南一带，沙漠甚多，春月亦有燥气，干燥云耳，不燥结也。

燥气喉痛

此病发于秋季，脉弱在中不移。秋金收敛，故脉在中；燥气伤津，故脉弱也。微脉、弱脉，皆是虚脉，微乃阳气虚，弱乃阴液虚。微脉指下不足，重按则无；弱脉指下不足，重按不移。中虚、阳虚、喉痛皆微脉也，燥气喉痛乃弱脉。冬季亦有此病，总以脉弱不移为主。

方用天花粉、麦冬、天冬、玉竹、橘皮各一钱，法半夏二钱，炙草二钱，薄荷一钱。花粉、二冬、玉竹润肺清燥，橘、夏降肺胃，薄荷开肺闭，炙草补中气。润肺药中，不可离中气药，此方亦治上文阴虚喉痛。

燥气霍乱

初觉手足微麻，恶寒发热，头晕心烦，胸闷身倦，继即吐泻不止，却又汗出，大渴能饮，脉则右大于左，舌心黄腻。吐泻至于肉脱目陷，一日即死。

方用白马通三五枚，温开水绞汁，服下立愈；发散药、寒凉药、温暖药，均不相宜。发散药服之，汗出热不退，热反增加，因舌心黄腻，右脉大于左脉，右为火金土三气之位，右脉大于左，金土火三气阳结于中也；阳结于中，病不在表，故发散不宜。阳结于中，因感时气之燥使然，燥结须用开通；阳结乃中虚不运，故凉药不宜。脉右大于左，为阳结之象；热药助阳，故服后昏迷。白马通，温润开通，是以下咽之后，由胸而腹，立刻舒展。白马通即白马屎，屎能解毒；凡时气为病，便含毒气，燥气结聚力大，故白马通开结，较他药为优。

《内经》曰：夫虚者，气出也；夫实者，气入也。气即阳气，春后阳气出地，故发热则脉浮；秋后阳气入地，故发热则脉在中。秋燥而发生燥气霍乱之时证，乃阳入而不能顺下，燥结中焦，升降停滞，故吐泻发热而大渴能饮，白马通所以为此病特效药之方也。无白马通，他色马通亦可。惟须早服、速服，若至吐泻而目陷肉脱，便来不及挽救矣。夏秋之交，如有此病，亦可用之。预先防病，亦可服也。性气和平，多服无妨。昆明收稻以后，即有此病。戊寅秋，病尤甚，著者用此方见效，因广为宣传，救活不少。

瘴气地方，交秋之后，恶寒闷热，速服此方，立刻汗出病解。瘴疟[1]服之，尤效。瘴疟乃燥结之病，白马通开通燥结，故效。

《本草纲目》谓，时行病起，合阴阳垂死者，白马通绞汁三合，日夜各二服。合阴阳者，阴阳不分也。吐泻而又大渴，便是阴阳不分之证。《本草纲目》又谓，吐利不止，不知是何病证，服之极效。又治绞肠痧，痛欲死者。王孟英《霍乱论》载有此方，名曰独胜散。

如燥气霍乱发生之时，不吐不泻，只恶寒发热，舌苔白黄满布，或口臭或口不臭者，白马通亦效。《易经·系辞》有云“乾为天，为金，为良马”云云。马秉造化的金气，燥气霍乱为金气的结病，故用金气的通药，故白马通为燥气霍乱的特效药。马屎名曰通，通结力大也。

此病服竹叶石膏汤，甚效。竹叶五钱，石膏、麦冬、半夏各四钱，开金气之燥结；党参、炙草、粳米各三钱，补中气也。此病与下文“成都霍乱”，温清并用参看，一则汗出能饮，全属燥热，故主竹叶、石膏；一则无汗，饮仍吐出，为中寒，故温清并用。

昆明同学刘澄志二少君，于燥气盛行之时，病恶寒发热，头痛心烦，舌苔满黄而润，舌边、舌尖一线深红，脉虚躁，不食，烦乱谵语；先服人参败毒散，病势见轻，次日仍重。著者用稻草心一握，煎水服下，一小时热全退；次日舌苔退去十分之九，只有舌心一点仍黄。再服稻草心少许，黄全退，饮食照常而愈。舌满黄而边尖一线深红，此瘟疫病之舌苔也，稻草治愈之；如不用稻草而用他方，必缠绵多日，病将转深而成难治。此亦金气燥结之病，白马通亦效。

此病一切现象，皆舌苔满黄而润使然。舌苔满黄，胃气结也；黄而润，胃气不实也。胃气虚结，中宫不运，上焦火气不能下降，则烦乱谵语，不食，心烦头痛；金气燥结则荣卫不通，恶寒发热；金气将暑火敛结于土气之中，故舌边、舌尖俱鲜红而黄色满布也。稻草心秉秋金之气，中空善通，亦金气之结病用金气之通药之意，最伤津液，慎用慎用！

此等病，北方甚少，南方甚多，西南非常之多。北方大气，压力甚大，交秋之后，由热而凉，由凉而寒，阳热压入土下，愈压愈深，阳气降沉，不再逆升，金气降令畅行，故凉降而不病燥，故北方少燥气霍乱及燥气痁疾之病。西南方的大气，压力小于北方，交秋之后，金气凉降之令被降而复升的阳热所格，遂燥结于土气之际。大气中有燥结的病，故人身有燥结之病也。西南方大气压力小者，西南土薄水浅，地下封藏力量不固，阳气随时逆升，故金气压不下去。西南多雾，雾即地下水中阳气。

己卯年，成都病霍乱，一街一日死六七十人，病状忽然恶寒发热，手足微麻，上吐下泻，小便不利，溺孔肛门均热，胸腹绞痛，胸痞，舌黄白而腻，大渴饮热，随又吐出，吐有酸味，肢冷过肘，脉沉伏，目陷肉脱[②]。此病中寒肺燥，中寒不能运化，升降倒作，故上吐下泻，小便不利。肺燥伤津，水分被劫，故溺孔肛门觉热；津愈伤，肺愈燥，故大渴；中寒不能化水，故饮后仍复吐出；燥气之病，血脉燥结，故肢麻不温；燥结之甚，故脉沉伏；燥结不通，故痞而绞痛；津伤，故目陷肉脱；燥结则阳气不能四达，故肢冷。方用干姜、白术、沙参、炙草各三钱，藿香、砂仁各一钱，以温运中宫；滑石、生石膏、麦冬各五钱，以开通肺气之燥结；车前仁、木通各三钱，以助滑石、麦冬之力；木瓜三钱，达木气调疏泄，以利尿止泻而和四肢。中宫运化，燥结开通，津液复生，升降复旧，于是肢温脉起，诸病皆愈。未曾出汗者，加苍术、薄荷各二钱，以发表也。

此因客冬不冷，地下封藏的阳气不多，节交夏至，相火不降，中气虚寒，金气被刑于相火，遂燥结不通，故治以温中、清燥、生津之法乃愈。此病北少南多，北方则夏日雨少、燥热过胜之时，始有此病。

六气为病，惟金气燥结，将相火暑气敛于胸膈之间，令人莫测其所以然；前人谓为伏暑晚发，其实并非大气中的暑气，中于人身，伏藏至秋始发而成病也。此病多发于立秋、处暑之后，处者，入也；暑者，相火之气也。金气凉降到底，愈降愈凉，暑火之气乃愈入愈深；暑火藏于水中，不逆升出地而与金气抵触，使金气敛降之功，被暑火格拒不下而成敛结之过。相火之下降，金气降之也，金火俱逆，中上各经之气，为之横塞；相火逆腾，中下无根，所以病象无常，而致死极速。北方土厚水深，下降之火封藏得住，秋凉冬寒气象极顺；西南土薄水浅，阳气下降封藏不住，忽降忽升，所以燥气之病，北少南多也。

《内经》“冬伤于寒，春伤于风，夏伤于暑，秋伤于湿”，独无“伤燥”之文。论者以为《内经》遗漏，不知风为木气，暑为火气，湿为土气，寒为水气，皆不可伤，惟燥气宜伤。燥气敛结，金气受病；燥气伤去，则金气凉降彻底。火藏水中，下温上清，皆燥气不向右逆起之德。《内经》无“伤燥”之文，亦“燥气独宜伤去”之意欤?

[词解]

①瘴疟：古病名。指因受山岚瘴毒而发的危重疟疾，证见疟发时神志昏迷，狂言乱语，或声音嘶哑。

②肉脱：指肌肉极度消瘦、脱垂的状态。

七、金匮方解篇

导言

仲景先师著《伤寒杂病论》，为中医方药祖本，《金匮要略》，即杂病也；《伤寒论》一百一十三方为一整个病，因伤寒病的表里是一整个的，荣卫为脏腑之表，脏腑为荣卫之里。里气调和，表即不病；表气一病，里即失和。学《伤寒论》须表里做一整个学，而后得知一百一十三方之所以然；《金匮》各方，是一个病一个方。学明《伤寒论》一百一十三方之后，再学《金匮》方，轻而易举。学完之后，再看《（王）潜斋医书五种》之王氏医案，学其养阴活络之妙，以运用仲圣之法，便能避免偏热之弊。未读《伤寒论》，必须先读本书《原理上篇》《古方上篇》，乃可读此篇。

著者识

原方份量，载在世行本《金匮要略》。汉时一两，合今三钱四分，亦嫌太重；原方一两，用今之一钱，可也。原方大枣十二枚，用小枣十枚或，八枚可也；河南、山西、陕西大枣一枚，有小枣四枚之多。最好是用枣肉称份量，古方大枣十二枚，用红枣肉三钱为安。

内伤呕、吐、哕[1]、下利

大半夏汤

半夏六钱，白蜜五钱，人参三钱，份量系普通常用份量。

饮食入胃，原样吐出，名曰胃反。此病肛门干燥，屎若羊矢，中气虚，津液少，大便不下，升降停顿，是以胃反。半夏降胃，人参补中生津，白蜜润肠。大便润下，中气旋转，胃反乃愈也。此病属胃，吐多呕少，呕有声无物，吐有物无声；吐乃胃经之逆，呕乃胆经之逆也。此病以吐为主。

茯苓泽泻汤

茯苓四钱，泽泻二钱，白术三钱，桂枝二钱，生姜四钱，炙甘草二钱。

治胃反，吐而渴，能饮水者。此吐乃水湿阻格，胃气不降之故。苓、泽、白术以泄水湿，生姜、炙草降胃止呕，桂枝达木气以行小便也。水湿阻格，反渴能饮，相火不降，伤灼肺津之故；然既有停水，所饮之水，仍然吐出也。

四逆汤

炙草二钱，干姜一钱半，附片三钱。

治呕而脉弱，小便复利，身有微热，手足厥者。呕而脉弱，阳虚于上；小便过多，阴虚于下；阳虚身热，阳越于外；四肢秉气于脾胃，身热肢厥，阳将亡矣。干姜、炙草补中土之阳，附子补肾家之阳也。

小半夏汤

生姜四钱，半夏四钱。

治诸呕吐，谷不得下者。半夏、生姜，降胃止吐也。

小柴胡汤

柴胡四钱，黄芩三钱，半夏三钱，人参三钱，炙甘草三钱，生姜三钱，大枣四钱。

治呕，而发热者。呕为胆经之逆。小柴胡汤，和少阳升降之气以降胆经也。胆逆者，胃气必逆；胆胃逆者，中气必虚。胆经逆，相火不降而中虚，故发热。

半夏泻心汤

半夏六钱，黄芩三钱，黄连一钱，干姜三钱，人参三钱，炙草三钱，大枣六钱。

治呕，而肠鸣，心下痞者。胆经相火生热上逆，则呕；火逆于上，中气虚寒，则痞；火逆中寒，升降停滞，水走肠间，则肠鸣。干姜、炙草、人参、大枣，温中寒，补中虚；连、芩降相火；半夏降逆气也。

吴茱萸汤

吴茱萸二钱，人参三钱，生姜六钱，大枣六钱。

治呕，而胸满者。呕而胸满，中虚胃寒而胆逆也。人参、大枣补中，生姜、吴茱萸温寒而降胆胃也。吴茱萸温胃，最益肝胆，最润木气，与干姜专温燥中土有别；如非胆胃寒证，误用萸，杀人。

又治干呕、吐涎沫、头痛者。此头痛乃头顶痛，乃胆经上逆之故。中气虚寒，胆胃寒逆，故此汤主之。吐涎沫，胃寒也。

半夏干姜散

半夏、干姜各等分，每服各一钱。

治干呕、吐涎沫者。此胃气湿寒，干姜、半夏温寒除湿，温中降胃也。

黄芩加半夏生姜汤

黄芩三钱，芍药一钱，大枣六钱，炙草三钱，半夏六钱，生姜三钱。

治干呕而利者，此利乃木热疏泄之利。芩、芍清木热，草、枣补中，姜、夏降胃止呕也。胆木逆于上，肝木陷于下，中气大伤，草、枣补中，为此方要药。

生姜半夏汤

即小半夏汤，份量不同。半夏四钱，生姜八钱取汁。

治病人胸中似喘非喘，似呕非呕，似哕非哕，心中愦愦然无可奈者。胃气上逆，浊瘀填塞，故现诸证。姜、夏温中降胃也。

橘皮汤

橘皮四钱，生姜八钱。

治干呕哕，手足逆冷者。肺气阻滞，故手足逆冷；胃寒上逆，故干呕而哕。橘皮降肺气，生姜温降胃寒也。哕者，似呕非呕，俗所谓恶心是也。

橘皮竹茹汤

橘皮六钱，竹茹六钱，生姜八钱，人参三钱，甘草五钱，大枣八钱。

治哕逆者。哕逆之病，乃肺气与胃气不降。橘皮、竹茹专降肺逆，生姜治胃逆，参、枣、甘草补中气以降肺胃也。吐属于胃，呕属于胆，哕属于肺，皆由中虚；中气乃诸经升降之轴心也，病久之人胃气将绝，亦有哕者。

通脉四逆汤

炙草一钱半，干姜三钱，附子三钱，即四逆汤加干姜。

治下利清谷，里寒外热，汗出而厥者。汗出而肢冷，此里阳将亡，下利见之，宜速用四逆汤加重干姜，以温补中气以回阳也。中气为诸脉之根本，故加温补中气之药。下利有寒热之别，用姜、附，乃寒利；用连、芩，乃热利[②]。

诃藜勒散

诃藜勒十枚，煨为散，和粥食。

治气利[③]者。木气为湿所滞，故下利而放屁。诃藜勒行滞达木也。

紫参汤

紫参八钱，炙草三钱。

治下利，肺痛者。大肠金气陷于下则利，肺金之气逆于上则痛；下陷上逆，中气之虚。甘草补中，紫参理金气之滞，以复升降也。

栀子香豉汤

栀子、香豉各四钱。

治下利后心烦，按之心下濡[④]者。下利不应上烦，今利止而烦，乃利止阳复；阳复生热，热生而心下按之濡，乃虚烦也。当用栀子以清虚热，豆豉宣滞和中以去濡也。

小承气汤

大黄四钱，枳实三钱，厚朴二钱。

治下利，谵语者。下利谵语，是胃中有燥屎。小承气汤，下其燥屎，肠胃气和则利止也。

大承气汤

大黄四钱，枳实四钱，厚朴八钱，芒硝二钱。

治下利，心坚⑤者。胃土燥实，则心下自坚。大承气汤下燥实也。燥热结实于中，则稀水旁流，故下利也。

又治下利，脉迟滑实者。迟乃不数之意，气虚则脉数，气实则脉不数；滑实者，如鼎水沸腾，重按有力。下利见此，乃肠胃燥实。大承气下其燥实也。

又治下利，脉反滑，当有所去者。宿食结在肠胃，则下利而脉滑。大承气下，去宿食，则利止也。

又治下利已瘥，至其年月日时发者。人身一小宇宙，至其年月日时，病仍复发，是有老积。大承气下其老积也。

白头翁汤

白头翁三钱，黄柏三钱，黄连三钱，秦皮三钱。

治热利，下重者。下利而渴，湿热之利；湿热伤肝木之阴，木气升不上来，故下重也。黄连、黄柏、秦皮、白头翁，清肝木之湿热也。

桃花汤

干姜二钱，粳米三钱，赤石脂一两六钱。

治下利，便脓血者。中寒下利，肠中脂膏下脱，则便脓血。干姜温中寒，赤石脂固滑脱，粳米补脂膏也，此与白头翁汤证为对待之法。干姜证，则不渴也。脓血，系红色。

[词解]

①哕（yuě）：即呃逆；又指干呕。

②热利：指下利病证之属于实热性质者。

③气利：指下利滑脱，大便随屎气排出。

④心下濡：指胃脘部，按之柔软。

⑤心坚：即胸中坚满，多由实邪阻滞所致。

内伤腹满、寒疝、宿食

附子粳米汤

附子三钱，粳米六钱，炙甘草二钱，大枣六钱，半夏六钱。

治腹中寒气，雷鸣切痛，胸胁逆满，呕吐者。内寒阻碍木气，木气冲击，则雷鸣切痛，胸胁逆满，而兼呕吐。附子温寒，粳米、炙甘草、枣补中气，半夏降逆气也。

大建中汤

干姜四钱，蜀椒二钱，人参三钱。

治胸中大寒痛，呕不能食，腹皮起，有头足上下，痛不可触近者。寒极而木气郁冲，则胸中大痛，腹皮痛不可触而有头足上下。姜、椒温寒，人参补中气，补津液也。姜、椒并用，燥热伤津，人参补气生津，是为大法。痛，有头足上下，木气寒极郁动之象。

赤丸

乌头二钱，茯苓四钱，半夏四钱，细辛一钱；朱砂不拘多少，为衣。

治寒气厥逆，手足逆冷者。阳败内寒，故四肢逆冷。附子、细辛回阳温寒，茯苓、半夏除湿气，朱砂护心火也。

大黄附子汤

大黄三钱，附子三钱，细辛二钱。

治胁下偏痛，发热，脉弦紧者。弦紧为寒，偏痛者，寒积也；紧乃聚结之象；发热者，内寒而阳气外越也。大黄、附子、细辛，温下寒积也。寒积，故用温下之法。此胁下偏痛，多系右胁。

厚朴七物汤

厚朴八钱，枳实二钱，大黄二钱，桂枝二钱，甘草二钱，大枣五钱，生姜五钱。

治腹满痛，发热，脉浮数，饮食如故者。腹满痛为内实里证，发热脉浮为外感表证，表里并见，当先解表，然后攻里，此伤寒之定法。然伤寒表病，饮食不如故，且必身痛项强；今饮食如故，身不痛项不强，虽脉浮，发热而腹满痛，自应以里证为主。故宜厚朴、枳黄以攻里实，桂、草、姜、枣以和表气也。

厚朴三物汤

厚朴八钱，枳实二钱，大黄四钱。

治腹痛而闭者。腹痛而大便不通，内热必实。宜厚朴、枳实、大黄以下实，不宜温下之法也。

大承气汤

方见前。

治腹满不减者。内寒则腹满时减时满；今腹满虽少减，而不足言减，此非内寒，而系内实。当用大承气下其实也。大承气汤下内实，必有腹满痛、拒按之证。

大柴胡汤

柴胡五钱，黄芩三钱，芍药三钱，半夏八钱，生姜五钱，大枣六钱，枳实二钱，大黄二钱。

治按之心下满痛者。按之心下满痛，此为少阳胆经郁阻阳明胃腑，经腑相逼之实证。然实在胃腑，不在胆经，故用枳实、大黄以下胃腑，而以柴、芩、芍、半、姜、枣和少阳之经也，少阳胆经无实证。

大乌头煎

大乌头八钱。

治寒疝，绕脐痛①，手足厥冷，发则白津出，脉沉紧者。肝肾寒极，则痛绕脐，手足厥冷，而脉沉紧；白津出者，肾气无阳而精自下也。沉紧乃寒极不运之象。乌头温补肾阳以生肝木也。

乌头桂枝汤

乌头八钱，桂枝三钱，芍药三钱，炙草三钱，生姜三钱，大枣六钱。

治寒疝，腹痛，手足不仁，身体疼痛逆冷者。肝肾皆寒，荣卫阳气运达不到，故病如此。桂枝汤以和荣卫，乌头补肝肾之阳，以达全身也。

当归生姜羊肉汤

当归三钱，生姜三钱，羊肉四两。

治寒疝，腹痛、胁痛、里急者。肝经血寒，肝阳下陷，升不上来，故现以上诸病。当归、羊肉、生姜温肝血，补肝阳也。

大承气汤

方见前。

治有宿食，脉浮而大，按之反涩，尺中亦微而涩者。食宿阻塞，中气不运，故脉涩，故当下之。“浮大”二字是陪辞，注意“反”字。然必腹痛无有轻时，按之更痛，然后可下。如脉数而滑，为有宿食；下利不欲食，亦有宿食，皆宜下之。滑有沉实之意。

瓜蒂散

瓜蒂一分，赤小豆三分。此赤小豆乃半黑半红者，红如朱，黑如漆。

治宿食在上脘者。宿食在上脘，当用吐法。瓜蒂与赤小豆均味苦有毒，服下之后，胃不能留，故吐出，宿食亦即随之吐出，非此二物能将宿食吐出也。宿食在上脘，若误下之，中气受伤，食仍在胸，则下利而死。

[词解]

①绕脐痛：指脐周腹部疼痛。

内伤胸痹、心痛、短气①

瓜蒌薤白白酒汤

瓜蒌四钱，薤白八钱，白酒半斤。

治胸痹，喘息、咳唾、胸背痛、短气者。胸痹，喘息、咳唾、胸背痛、短气，皆气不降之病，气不下降，浊气填胸。瓜蒌、薤白降浊，白酒性温力大，助其下降也。瓜蒌性凉，薤白性温，合而用之为降浊之妙品。

瓜蒌薤白白酒加半夏汤

即前方加半夏。

治胸痹，不得卧[②]，心痛彻背者。此浊气不降之甚者，加半夏以降浊也。

枳实薤白桂枝汤

枳实二钱，薤白八钱，厚朴四钱，瓜蒌四钱，桂枝一钱。

治胸痞，胁下气逆抢心者。胆胃之气上逆，浊气不降，风木上冲。枳实、厚朴降胆胃，瓜蒌、薤白降浊逆，桂枝达肝阳以平风冲。胁下为肝胆经气升降之路，故于升浊之中，加调和木气之法。肝阳下陷，则风气上冲；肝阳上达，风气自平，此桂枝平风冲之义。

人参汤（即理中汤）

人参三钱，白术三钱，炙甘草二钱，干姜三钱。

治枳实薤白桂枝汤证者，理中气之旋转，以升降四维也。此方全是温补中气之药，其脉必虚而不实；枳实薤白桂枝汤证，其脉必实而不虚也。是此证有脉实者，有脉虚者。

茯苓杏仁甘草汤

茯苓三钱，杏仁五钱，甘草二钱。

治胸中痹塞、短气者。湿凝于肺，气不下行，故痹塞，短气。茯苓泄湿，杏仁润肺降气，甘草补中。治湿气用润品，此法不可忽。

桔枳生姜汤

桔梗四钱，枳实四钱，生姜四钱。

治茯苓杏仁甘温汤证者。此方治脉气较实之胸痹短气。桔梗、枳实降浊下气，生姜温降肺胃也。脉如不实，枳实忌用。

薏苡附子散

薏苡一两，附子三钱。

治胸痹缓急者。病有时缓，有时急，是为虚证；阳虚土湿，故胸痹有缓急。附子温阳，薏仁补土去湿也。

桂枝生姜枳实汤

桂枝三钱，生姜三钱，枳实五钱。

治诸痞逆，心悬痛[3]者。肝阳不能上达，则心中悬痛；肺胃浊气不降，则胸中痞逆。桂枝达肝木之阳，姜、枳降肺胃之浊也。如薏苡附子散证，误服枳实即死。其脉必有虚实之别也。

乌头赤石脂丸

乌头二钱，附子、干姜、蜀椒、赤石脂各一钱。

治心痛彻背，背痛彻心者。寒凌火位，故痛如此。乌、附、椒、姜温寒，赤石脂护心也。凡用温药之痞痛，必有缓急，时痛时减。

[词解]

①短气：指呼吸短促，似不相接续。

②不得卧：指难以睡眠。

③心悬痛：指心痛有悬荡感的症状。

内伤痰饮[1]、咳嗽

苓桂术甘汤

茯苓、桂枝、白术各三钱，炙甘草二钱。

治胸中有痰饮，胸胁支满[2]，目眩者。湿聚而成痰饮，停于胃间则胸胁支满；甲木之气不能下降，乙木之气不能上升，则目眩。苓、术补土泄湿，以通木气升降之路；甘草补中；桂枝疏泄小便，以除痰饮之根也。凡病痰饮，当以温药和之，惟阴虚之痰不宜温药；短气有微饮，此饮当从小便去之。此方主之，肾气丸亦主之。肾气丸培木气以行小便也。肾气丸详下文。此方阴虚忌用。

甘遂半夏汤

甘遂三钱，半夏四钱，芍药三钱，炙草二钱，白蜜二两。

治痰饮，脉伏，心坚满者。饮停心下，故脉伏坚满。甘遂、半夏逐水降痰，芍药、甘草培土疏木，蜂蜜滑润以行水也。世以甘遂、甘草相反，不然也。

己椒苈黄丸

防己一钱，椒目一钱，葶苈一钱，大黄一钱。

治肠间有水饮，腹满口舌干燥者。肠间有水饮，中气不运，升降不通，故腹满于下，口舌干燥于上。椒目、防己泄湿，大黄、葶苈排水也。

十枣汤

芫花、大戟各等分，研末；大枣一两煎汤，吞送一钱。

治饮悬在胁，咳嗽内痛，脉沉而弦者。芫花、大戟攻下水饮，红枣保中气，保津液也。木气被水饮阻格不能疏泄，则郁而现弦象。此可下之证，脉必沉伏；不伏不沉，不可言下，此大法也。

大青龙汤

麻黄三钱，桂枝二钱，炙甘草三钱，杏仁三钱，石膏一两，生姜三钱，大枣六钱。

小青龙汤

麻黄三钱，桂枝三钱，炙甘草二钱，芍药三钱，半夏四钱，细辛三钱，干姜三钱，五味四钱。

治溢饮者。水饮归于四肢则为溢饮，当发汗而去水，其阳盛而内热者，宜大青龙汤；阴盛而内寒者，宜小青龙汤。阳盛脉必有力而燥，阴盛脉必虚小而寒也。

木防己汤

防己三钱，生石膏一两，桂枝三钱，人参四钱。

治饮停胸膈，喘满，心下痞坚，面色黧黑[③]，其脉沉紧者。饮停胸膈，阳气不能上达；而内结化燥，故面色黧黑；饮停而肺气不降，故喘满；其脉沉紧，燥热内结之象。木防己泄水饮，石膏清燥开结，桂枝达阳气，人参补中气保津液也。

木防己去石膏加芒硝茯苓汤

即前方去石膏，加茯苓、芒硝。

治木防己汤证不愈者。石膏清燥开结，其治在上。如其不愈，宜从下治，则去石膏，加茯苓、芒硝以下水，得微利则愈。

五苓散

茯苓二钱，猪苓二钱，泽泻二钱，白术二钱，桂枝二钱。

治瘦人有水饮，脐下悸动④，吐涎沫而癫眩⑤者。水饮木郁，则脐下跳动；水饮而肺胃之气不降，则吐涎沫；水饮阻格，胆经不降，则癫眩。五苓散泄水湿，达木气也。

半夏加茯苓汤

半夏四钱，生姜三钱，茯苓三钱。

治卒然呕吐，心下痞，眩悸者。水在膈间，胆胃之气不降，故心痞，眩悸而呕吐。半夏、生姜、茯苓，降泄水饮也。

泽泻汤

白术二钱，泽泻五钱。

治冒眩⑥者。心下有水，阳气不降，浮于上部，故苦冒眩。白术、泽泻，泄水也。

小半夏汤

方见前。

治呕，而不渴者。呕伤津液，故呕后作渴；今呕而不渴，此心下有水饮。半夏、生姜降水也；若先渴后呕，停水较深，宜小半夏加茯苓，以厚药力也。

厚朴大黄汤

厚朴八钱，枳实二钱，大黄四钱。

治膈间有水饮，胸满者。此由胃土壅实，阻塞水之降路，故使胸满。脉必沉实。厚朴、枳实、大黄，下胃气之壅实也。胸满忌下，脉不沉实，下伤中气，易于致死。膈间有水，必有水声。

葶苈大枣泻肺汤

葶苈三钱，熬黄色，捣丸；大枣一两。

治支饮，不得息者。饮阻肺气，呼吸困难，葶苈泻水饮而降肺气，大枣补中气保津液也。人忽瘦，水走肠间，沥沥有声，为痰饮；饮后水流胁下，咳唾引痛，为悬饮；饮水流行，归于四肢，为溢饮；气短不得卧，其形如肿，为支饮。痰饮之象，饮食精华，变而成痰，故人忽瘦也。

小青龙汤

方见前。

治咳逆倚息[⑦]，不得卧者。支饮在胸，气不下降，故咳嗽气逆，倚物作息；水格阳逆，故睡卧不下。小青龙，麻、桂、芍药发汗泄水，五味、姜辛温降水气，甘草补中，半夏降逆。

茯苓桂枝五味甘草汤

茯苓四钱，桂枝四钱，五味子八分，炙草三钱。

治水饮，服小青龙汤汗出后，多唾，口燥，寸脉沉，尺脉微，面如醉状，气从少腹上冲胸咽，小便难，热流阴股，时眩冒者。

汗后阳亡，木气失根，风气上冲，故口燥，气冲咽喉；肾阳虚，故唾多，手足厥逆；风木上冲，热浮于上，故面如醉状；肝风冲于上，肝阳陷于下，故热流阴股；风冲于上，故冒；木气下陷，不能疏泄，故小便难；风伤肺气，肺气伤，故寸脉沉；风由少腹冲上，肾气拔根，故尺脉微。五味子补肾阳，以安肝木之根而敛风；桂枝、茯苓达肝阳而平冲，肝阳即是肝风，阳达则风平也；炙甘草补中气也。

茯苓甘草五味姜辛汤

茯苓四钱，炙甘草三钱，五味子八钱，干姜三钱，细辛三钱。

治服桂枝五味甘草汤，冲气既低，反更咳嗽、胸满者。服桂枝风冲既平，反更咳嗽，此咳嗽乃寒水上凌火位。仍用桂枝茯苓五味甘草汤，去桂枝，加干姜温中寒，加细辛降寒水。寒水下降，咳嗽自止；中气温运，胸自不满。风冲能耗散水气，故风冲既平，水气又作，而咳加胸满。

谨按：凡用姜、辛、五味之咳，皆中下皆寒，水气上凌之故，于肺无关。自来皆谓五味敛肺止咳，误人多矣。肺病总忌五味，因其性大敛大热之故。只因《伤寒论》小青龙汤治咳有五味，世人读书，不按事实，遂以五味为治咳之药。小青龙之咳，乃肾寒的水上冲之咳，五味温肾寒也。

茯苓甘草五味姜辛半夏汤

茯苓四钱，甘草二钱，五味子八钱，干姜二钱，细辛二钱，半夏八钱。

治支饮，冒而呕，不渴者。冒眩，呕水，不渴，寒水上凌。五味、干姜、细辛、半夏、茯苓，温降寒水，甘草养中气也。

苓甘五味姜辛半夏杏仁汤

茯苓四钱，炙甘草三钱，五味四钱，干姜三钱，细辛三钱，杏仁四钱，半夏四钱。

治水气，呕止，其人形肿者。服苓甘五味姜辛半夏汤后，其人形肿，此卫气不舒，不能收敛，虽水去呕止，以肿之故，水未全去。宜仍用茯苓、甘草、五味、姜、辛、半夏以去水，加杏仁以舒卫气也。不用麻黄而用杏仁，麻黄泄卫力大，甚败阳也。

苓甘五味姜辛半杏大黄汤

于前方加大黄三钱。

治服苓甘五味姜辛半夏杏仁汤后，面热如醉者。此寒水上冲，又有胃热，故加大黄，以清面热如醉之胃热也。

[词解]

①痰饮：指体内水液输布失常，停积于某些部位的一类病证。

②胸胁支满：犹如树枝梗于胸胁，支撑胀满。

③黧（lí）黑：（面色）黑而晦暗。

④脐下悸动：水气相搏于下，脐下跳动。

⑤癫眩：指病人眩晕。可令人扑地不识人，所以叫“癫眩”。

⑥冒眩：神志昏冒，头晕眼花。

⑦咳逆倚息：指喘息不能平卧。需倚床呼吸，是呼吸困难的症状之一，多伴有咳嗽、喘息、短气等呼吸道症状。由于水饮上迫于肺，阻碍肺气的宣发肃降而导致。

内伤奔豚①

奔豚汤

炙甘草三钱，半夏三钱，生姜三钱，芍药三钱，当归一钱，川芎一钱，黄芩二钱，葛根二钱，李根白皮八钱。

治气上冲胸，寒热往来，腹痛作奔豚者。木气下郁，郁极而发，升而不降，则气上冲胸；肝木上冲，胆木不降，则发寒热；肝木上冲，其力极猛，势如奔豚；肝木郁，故腹痛。归、芎温补肝木，芍药、黄芩清降胆木，葛根、生姜、半夏、甘草养中降胃以调其升降之机，李根白皮大补木气而达木郁也。葛根是阳明大肠经之药，手阳明升则足阳明降也。

桂枝加桂汤

即桂枝汤加重桂枝。

治外感发汗后，复用烧针，针处被寒，核起面赤，欲发奔豚，气从少腹上冲心者。烧针能拔肾阳外出。肾阳外出，木气失根，则化风上冲。针处赤核，即外出之阳也。桂枝汤调木气，加重桂枝者，桂枝善降木气之冲。木气之风上冲，因木之阳下陷；木阳上达，则木风不冲。桂枝降木气之冲者，乃达木气之阳之故。若非肾阳虚败，而系肝热上冲之病，则忌桂枝。

苓桂甘枣汤

茯苓四钱，桂枝三钱，炙草三钱，大枣六钱。

治发汗后心下悸，欲作奔豚者。发汗亡阳，肝木下陷，风冲于胸，则心下悸动。茯苓、草、枣扶土补中，桂枝升达肝阳以降冲气。凡风木上冲之病，中气必虚，故须土木兼治，此大法也。奔豚汤证，乃风木正当上冲，中土补药壅满不受，故舒木之药多，补中之药少。此欲发奔豚，木邪未盛，故补土之药较奔豚汤多。木邪克土，于木邪未盛之前，补足土气，土气不受木克，木邪亦起不大也。

[词解]

①奔豚：指以患者自觉有气自少腹上冲心胸为主要症状的病证。

内伤消渴、小便不利、淋

白虎加人参汤

生石膏八钱，粳米四钱，知母四钱，炙甘草三钱，人参四钱。

治消渴，能饮水，口干舌燥者。消渴之病，风燥伤津，所饮之水，被风消去。津伤则燥，故虽饮而口仍干，舌仍燥。石膏、知母、粳米、甘草清燥以保津，人参补气以生津也。凡用石膏之病，脉必实而不虚也。

五苓散

方见前。

治消渴，饮水，水入即吐者。饮水仍吐，是水逆于上，不能下行。茯苓、猪苓、泽泻、白术以去水，桂枝达木气以行小便也。

又治伤寒，脉浮，微热，消渴，未发汗，小便不利者。伤寒未得汗解，水湿阻格荣卫，故消渴，脉浮发热，小便不利。五苓散泄去水湿，荣卫得通，故汗出而愈。

文蛤散

文蛤。

治消渴，饮水不止者。饮水而吐出为水逆，饮水不止为内湿。文蛤性涩，除湿润肺也。内湿而饮水，湿阻相火下降之路，相火灼金也。

猪苓汤

猪苓、茯苓、滑石各三钱，泽泻钱半，阿胶三钱。

治消渴，脉浮，发热，小便不利者。湿盛风生，则脉浮，发热。二苓滑泻以去湿，阿胶以清风也。五苓散性刚，猪苓汤性柔，猪苓汤证，脉有刚象。

肾气丸

方见前。

治消渴，小便多者。木气失根，疏泄妄行，故小便多。肾气丸补水与补水中之阳，木气得根，故愈。

瓜蒌瞿麦丸

茯苓、薯蓣、瞿麦、瓜蒌各四钱，附子二钱。

治小便不利，而渴者。上有燥热则渴，下有湿寒则小便不利。瞿麦、瓜蒌清上，附子温下，茯苓、薯蓣除湿也。此脉必寸涩而尺微，右尺必较左尺更微也。

蒲灰散

蒲灰五钱，滑石五钱。

茯苓戎盐汤

茯苓三钱，戎盐三钱，白术三钱。戎盐即青盐。

滑石白鱼散

滑石五钱，白鱼一两，乱发灰一钱。

治小便不利者，均除湿之法。蒲灰、滑石，湿热之法；戎盐，湿寒之法；白鱼、乱发灰，开窍利水之法。

内伤水气、黄疸

麻黄甘草汤

麻黄四钱，炙甘草二钱。

统治水病。麻黄通腠理以散水，甘草保中气也。

越婢汤

麻黄六钱，生石膏八钱，炙甘草二钱，生姜三钱，大枣六钱。

治风水[1]，恶风，身肿，脉浮，不渴，自汗，身无大热者。汗出当风，闭其汗孔，水停皮肤，则成风水。病因于风，故恶风；内热，故汗出；热盛于内，故外无大热；水在皮肤之表，故脉浮；热在水中，故身肿，不渴。石膏清内热，麻黄、炙草、生姜、大枣发汗以去水也。有汗忌用麻黄，乃卫气虚败，不能收敛之汗；此病之汗，乃内热蒸出之汗。此方之用麻黄，乃用以发散水气；用石膏，乃清内热以止汗也。

防己黄芪汤

防己三钱，黄芪三钱，白术三钱，炙草二钱。

治风水，脉浮，身重，汗出恶风者。汗出当风，汗孔复闭，湿不得出，骨节疼痛，身重恶风，是为风水。防己散湿泄水；黄芪补卫气，以开汗孔，以助防己之功；术、草补中除湿也。防己散水，力量特大，与黄芪同用，水去而人不伤；白术除湿生津，为治水湿要药。津液与水湿原是一物，故治水湿以顾津液为要。

防己茯苓汤

防己三钱，茯苓六钱，炙甘草二钱，黄芪三钱，桂枝三钱。

治皮水，四肢肿，聂聂动[2]者。水在皮肤，肢肿而动。防己、黄芪发汗去水；动乃风木之郁，桂枝达木气；茯苓、甘草扶土气，养中气也。

越婢加术汤

即越婢加白术。

治水病，一身面目黄肿，脉沉，小便自利而渴者。水病小便当不利，尿利伤津，内热作渴。越婢汤散水清热，加白术以止小便也。小便自利，乃小便太多，非小便不短也。前证脉浮，此证脉沉，浮沉皆兼实意，故皆用麻黄、石膏。津液伤，故脉沉；水阻腠理，故脉浮。麻黄、石膏皆能伤中，故皆用甘草、姜、枣以补中气。

蒲灰散

方见前。

治皮水而厥者。内热故外厥。滑石清内热，蒲灰利小便也。

麻黄附子汤

麻黄三钱，附子六钱，炙甘草二钱。

治水病，脉沉者。此脉沉，乃沉而无力；沉而无力，肾阳不足。附子温肾阳，麻黄散水，甘草保中也。

杏子汤

杏仁三钱，麻黄三钱，生石膏六钱，炙甘草三钱。

治水病，脉浮者。此脉浮，必浮而有力，肺热充实。石膏清肺热，杏仁降肺气，麻黄、甘草泄水保中也。

桂甘姜枣麻附细辛汤

桂枝三钱，生姜三钱，大枣六钱，炙草二钱，麻黄二钱，附子六钱，细辛二钱。

治水病，心下坚大如盘，边如旋杯[③]者。下焦阴寒之气逆塞，上焦阳位凝聚不动，则成此证。附子、细辛温降阴寒，桂枝、麻黄发散荣卫，甘草、姜、枣调补中气也。

枳术汤

枳实三钱，白术二钱。

治水病，心下坚大如盘，边如旋杯者。此证与桂甘姜枣麻附细辛汤证有别，前证用附子、细辛，脉当沉微，现寒之象；此证脉当濡实，现湿痞之象。白术除湿，枳实消痞也。

黄芪芍药桂酒汤

黄芪五钱，芍药三钱，桂枝三钱，苦酒六钱。苦酒即醋。

治黄汗，身重，发热，汗出而渴，汗沾衣、色黄如柏汁[④]者。瘀热在里，水与热合，则出黄汗，此水病名黄汗。黄芪、桂枝发散荣卫以去水，芍药、苦酒泄瘀热也。

桂枝加黄芪汤

即桂枝汤加黄芪。

治黄汗，腰以上汗出，腰以下无汗，腰髋痛如有物在皮肤中，身体疼痛，烦躁者。热瘀于水，荣卫阻滞，则腰上汗出，腰下无汗，而腰痛、身重、烦躁。桂枝加黄芪以通调荣卫也。此方服后，如不得微汗，再服必得微汗，荣卫乃通，黄汗乃愈。凡病腰以上有汗，腰以下无汗，皆有胆热。此方之芍药，为清热要药。

茵陈蒿汤

茵陈蒿六钱，栀子四钱，大黄二钱。

治谷疸，寒热不食，食则头眩，心胸不安，发黄者。湿热郁于脾胃，故食则头眩而心胸不安；荣卫根于脾胃，脾胃热郁，升降不和，则荣卫郁阻而发寒热；食则热增，故头眩。茵陈、栀子除湿清热，大黄下瘀。虽发寒热，不治荣卫也。

栀子大黄汤

栀子四钱，香豉八钱，枳实二钱，大黄二钱。

治酒疸，心中懊侬⑤，或热痛者。饮酒发生湿热，则懊侬，热痛。栀子、香豉荡涤懊侬，枳实、大黄攻下热痛也。

硝矾散

硝石熬黄，矾石烧。等分。

治黄汗之得于女劳者。女劳伤损肝肾，不能化水则成黄汗。其证足下热，额上黑，腹满，日晡发热而反恶寒。木气下陷，则足下热而腹满；阳气不能上达，则额上黑；日晡阳气入于土下增其瘀热，则发热；病属肾虚，肾阳不达于外，则恶寒。虽属肾虚，此时却不能治肾，惟当治其瘀热。硝石、矾石去其瘀热也。瘀热去后，乃可治肾。

茵陈五苓散

五苓散加茵陈。

统治黄汗病者。茵陈最能去黄，故于五苓去湿之中，加之以统治黄病也。

猪膏发煎

猪膏即猪油，八钱；乱发如鸡子大，三枚，烧灰。

治诸黄病者。湿热瘀阻，尿道不通，猪油、发灰利尿道，以去湿热也。

桂枝加黄芪汤

即桂枝汤加黄芪。

治黄病，脉浮者。治黄病，当利小便以去湿热；脉浮，则当汗解。桂枝汤加黄芪以发汗也。

大黄硝石汤

大黄四钱，硝石四钱，栀子四钱，黄柏四钱。

治黄疸，腹满，小便短赤，自汗出者。自汗出为里气热，腹满、尿赤为里气实。大黄、硝石、栀子、黄柏，下里实之湿热也。

小半夏汤

方见前。

治黄疸，误服下药而作哕者。黄疸之病，若小便色不变赤，腹满而喘，欲自下利者，乃脾肾寒湿，不可用大黄、栀子寒下之药以除热，若热除去，则阳败作哕。哕者，用半夏、生姜以温降胃阳也。

小柴胡汤

方见前。

治黄疸，腹满而呕者。呕为少阳胆经不和之病；黄为胆经上逆之色；胆经不和，是以腹满。小柴胡和胆经也。

小建中汤

方见前。

治诸黄疸，小便自利者。小便利则无湿，既无湿而病黄，此胆经上逆之病，与湿热无关。宜小建中汤降胆经也。黄疸之病，亦有属于湿寒者，《伤寒论》曰“当于湿寒中求之”是也。干姜最要，干姜、白术与茵陈并用为宜。

[词解]

①风水：病名。以面目浮肿、身肿、汗出、恶风、脉浮为主证。

②聂聂动：形容其动而轻微。

③旋杯：圆杯。

④色黄如柏汁：汗色如黄柏汁。

⑤懊憹（ào náo）：懊恼，烦闷。

外科疮痈[①]、肠痈、浸淫疮[②]

大黄牡丹汤

大黄四钱，芒硝、瓜子、丹皮、桃仁各三钱。治肠痈，其脉迟紧，脓未成，可下者。

薏苡附子败酱散

薏苡五钱，附子三钱，败酱一两。败酱即苦菜，即做冬菜之青菜。治肠痈，其脉数，脓已成，不可下者。

大黄牡丹汤证之脉迟，言不数也。不数而紧为实，数为虚。脓未成而脉紧，热聚脉紧，故下之；脓已成，故脉虚，故薏苡、附子以补之，败酱能涤脓也。

排脓汤

炙甘草二钱，桔梗三钱，生姜一钱，大枣五钱。

治疮痈，脓已成者。此方姜、枣补中气，甘草、桔梗排脓。

排脓散

枳实、芍药、桔梗为散，鸡子黄一枚调服。药与黄相等。

治疮痈，脓已成者。此方枳、芍、桔梗，皆无补性，故以鸡子黄以补之。

王不留行散

王不留行十分，炙甘草十八分，厚朴二分，黄芩二分，芍药二分，桑白皮十分，干姜二分，川椒三分。小疮则粉之，大疮但服之。

治金疮者。金疮失血，内寒木燥，脉络滞涩。椒、姜温寒，芍、芩润燥，桑白皮、厚朴、王不留行活脉络，甘草扶中气也。

黄连粉

黄连一味作粉。

治浸淫疮者。湿热之气，淫于四肢为浸淫疮。黄连收湿清热也。

[词解]

①疮痈：疮，此指金疮，是金刃创伤的疾患。痈，即痈肿，一般指发生于体表的外痈，以与肠痈（属内痈）相区别。

②浸淫疮：为浸淫蔓延成片，溢出黄水，痛痒难忍的一种皮肤病。

外感历节①、中风

桂枝芍药知母汤

桂枝四钱，白芍三钱，麻黄二钱，防风四钱，生姜五钱，炙甘草二钱，白术四钱，知母四钱，附子二钱。

治诸肢节疼痛，身体魁羸②，脚痛如脱，头眩短气，温温③欲吐者。荣卫闭涩，则肢痛身羸；下焦阳少，则脚痛如脱；肺胃热逆，则头眩短气，温温欲吐。桂枝、白芍、麻黄、防风、生姜、甘草以调理荣卫，知母清降上逆之热，附子以补下焦之阳，白术补中土以资旋转而培荣卫升降之力也。

乌头汤

乌头一两，炙草三钱，白芍三钱，麻黄三钱，黄芪三钱，白蜜一两。

治历节，疼痛不可屈伸者。湿寒伤筋着骨，荣卫不通，则疼痛不可屈伸。乌头温寒逐湿，白芍、麻黄调理荣卫，黄芪大补卫阳以利关节，白蜜润养津液，炙草补中以资荣卫之运行也。历节之证，肢节肿大，体肉瘦削。

[词解]

①历节：即历节风，所历之节，悉皆疼痛。痹证的一种类型。

②身体魁羸：指关节肿大而身体瘦弱的状态。

③温温：表示恶心之意。

外感痉、湿、暍、疟

瓜蒌桂枝汤

瓜蒌根四钱，桂枝、白芍、炙草、生姜各三钱，大枣六钱。

治荣卫外感，身体强几几然[①]，汗出恶风，脉反沉迟，病柔痉者。恶风汗出，此中风之桂枝汤证；而背却几几欲向后折，此津液亏伤，是为痉病。恶风汗出，痉病之柔者；脉反沉迟，津亏之象。桂枝调和荣卫，瓜蒌清热生津，降足阳明也。

葛根汤

葛根四钱，麻黄、桂枝、白芍、生姜、炙甘草各三钱，红枣六钱。治荣卫痉病，状如瓜蒌桂枝汤证，不恶风而恶寒，不汗出，小便少，气上冲胸，口噤[②]不得语，欲作刚痉者。

荣卫病而恶寒无汗，仍伤寒麻黄汤证；小便少，津液伤而膀胱气不降也；气上冲胸，口噤不得语，津液伤而胃经、胆经不降也，是欲作刚痉。此病卫气闭而不降，阳明胃经不降，少阳胆经不降。麻、桂、甘草、姜、枣以开卫气之闭而降膀胱之经，芍药以降胆经，葛根以降胃经。葛根之降胃经，乃升大肠经之作用。手阳明经上升，足阳明经自然下降。几几反折[③]，乃手阳明后陷之象；手阳明后陷，故足阳明前逆也。几几反折，津液亏伤之证，芍药、葛根最生津液。

大承气汤

方见前。

治痉病，胸满，口噤，卧不着席，脚挛急，齘[④]齿者。痉病在荣卫，不速汗解，表郁里急，津液胃热，故现以上诸证。大承气下胃热也。此即刚痉。

麻黄加术汤

麻黄四钱，杏仁、桂枝、炙甘草各三钱，白术四钱。

治湿家[⑤]，身烦痛者。湿郁经络，则生烦痛。麻黄汤发汗以去湿，加白术补土气以去湿气也。

麻黄杏仁薏苡甘草汤

麻黄四钱，杏仁、薏苡、炙甘草各三钱。

治湿家，一身尽痛，发热，日晡所剧者。此病由于汗出当风，闭其皮毛，荣卫阻滞，故身痛发热；日晡乃申酉之时，阳明金气当旺，将风湿收敛，荣卫难于流通，故日晡加剧。麻黄、杏仁发散金气之收敛，薏苡、甘草泄湿补土，则荣卫和而风湿去也。

防己黄芪汤

防己三钱，黄芪、白术各四钱，炙草三钱。

治风湿，脉浮，身重，汗出恶风者。卫气不足，不能收敛，故脉浮，汗出，恶风；湿凝经络，故身重。黄芪大补卫气，收敛作用与疏泄作用调和，荣卫运行能圆，湿气乃能流通，此与麻黄散卫闭为相对之治法。白术、防己补土，除湿；炙草补中也。防己除湿，有散性，故与黄芪之补卫气同用。

桂枝附子汤

桂枝、生姜各三钱，红枣六钱，炙草、附子各三钱。

治风湿相搏，身体疼痛不能自转侧，不呕不渴，脉浮虚而涩者。风湿相搏，荣卫不通，故身痛不能转侧；不呕不渴，言无热也；脉浮虚而涩，言无阳也。桂、草、姜、枣，补中气，达肝阳，以调荣卫；附子补阳气也。若小便利，大便坚者，去桂枝加白术汤主之，因湿家木气不能疏泄，当小便不利，大便不坚；今尿利便坚，木气疏泄伤津，宜于附子桂枝汤内，加白术以补中土之津液，去桂枝之疏泄木气，以减少尿量，而润大便也。白术能去土湿，又能生津，乃白术之特长。凡湿病，大便溏者湿易去，大便坚者湿难去，最宜注意。

甘草附子汤

炙草、白术、桂枝、附子各三钱。

治风湿相搏，骨节疼痛而烦，近之则痛剧，汗出短气，小便不利，恶风不欲去衣，或身微肿者。身微肿，汗出，短气，恶风，不欲去衣，肾阳虚也；小便不利，骨节烦痛，土湿也。白术除土湿，附子补肾阳，桂枝固表阳以止汗，并利小便以除湿，炙草补中气也。湿病，术、附为要药。骨内阳虚，故近之痛剧；汗出而又恶风之证，肾阳虚者居多，必不渴，其脉必重按虚微。

白虎加人参汤

生石膏八钱，知母四钱，炙甘草三钱，粳米四钱，人参五钱。

治暍[⑥]病，感冒风寒，身热而渴，汗出恶寒者。暍病，即暑病；内热蒸发，则汗出；内燥热，则外恶寒；暑伤肺气，津液枯燥，则身热而渴。白虎养中气，清肺燥，加人参益气生津也。暑病之脉甚虚，身热又复恶寒，内气必有燥结，石膏善清暑热，最开燥结。凡用石膏之病，必有燥热在肺之证，恶寒而渴是也；暑脉虽虚，而用石膏之脉，必重按滑而有力，最宜细辨。

一物瓜蒂汤

瓜蒂。

治暍病，身热重痛，而脉微弱者。此夏月浴于冷水，水入汗孔，闭住内热。热伤肺气，故脉微弱，此“微”字作“虚”字看。瓜蒂能泄皮中之水，使汗孔仍开，暑热仍散。病身重，即肺热之故。

白虎加桂枝汤

即白虎汤加桂枝。

治疟病，脉如平人，身无寒但热，骨节时痛，烦而呕者。无寒但热而烦呕，乃肺胃肾皆热之象，石膏清热；疟病必结，石膏又能散结，故治之。骨节时痛，此必由于外感荣卫不调而来，故加桂枝以和荣卫也。

谨按：此方经文谓治温疟，此“温”字作“热”字解，非“温病”之“温”字也。

蜀漆散

蜀漆（即常山根）、云母、龙骨各等分，为散。

治疟，多寒者。寒主收敛，收敛则结聚。蜀漆、云母、龙骨，扫除结聚，使阴阳之气易于通调也。

鳖甲煎丸

鳖甲十二分，桃仁二分，䗪虫五分，鼠妇三分，蜣螂六分，蜂窠四分，葶苈一分，大黄五分，厚朴五分，石苇五分，赤硝十二分，乌扇（即射干）三分，紫葳（即凌霄）五分，半夏五分，柴胡六分，黄芩三分，桂枝五分，白芍五分，瞿麦二分，阿胶五分，人参三分，丹皮五分，干姜五分。

治疟病，日久必发，名疟母者。此疟邪内结，成为癥瘕，名为疟母，治以消结为治，而以温补中气为主。丹皮、桃仁、乌扇、紫葳、蜣螂、鼠妇、蜂窠、䗪虫，破瘀以消结；葶苈、石苇、瞿麦、赤硝，利湿以消结；大黄、厚朴，泄胃热滞气以消结；桂枝、白芍、阿胶、鳖甲，调木气以消结；半夏、柴胡、黄芩，清相火，调胆胃以消结；人参、干姜，温补中气以运行结聚也。用人参，不用炙草，炙草壅满助结之故。用丸缓缓治之，病去人不伤也。

[词解]

①几几：形容短羽幼鸟伸颈欲飞而不能之状。南阳地区方言，读作紧紧（jǐn jǐn），亦有读作殊殊（shú shú），意思是有拘紧与固缩之感。

②口噤：指牙关紧闭，口合不开的症状，以牙关咬定难开为主要表现。

③几几反折：身体僵硬，腰背反折而挛急如角弓状。

④龂（xiè）：指上下牙齿相互磨切。

⑤湿家：感受湿邪的患者。

⑥暍（yē）：伤暑。

⑦癥瘕：概指腹中的痞块。癥，腹中积块坚硬不移；瘕，腹中痞块时聚时散。

八、古方中篇

导言

先入为主，学医通弊，不独学从前无原则、无系统的医书如此，即学本书亦如此。欲除此弊，惟有对待的学法。《古方上篇》的编法，五行对待并学，六气对待并学；本篇的编法，又与《古方上篇》对待并学。前六方为上篇前六方的对待学法，后五方则为形质病的学法，后二方则为妇人病的纲领学法。

著者识

炙甘草汤证治本位的意义

炙草四钱，人参三钱，大枣四钱（擘），生地四钱，麦冬三钱，阿胶三钱，麻仁六钱，生姜二钱，桂枝二钱。

治津液损伤、脉结代[①]、心动悸[②]者。此滋养津液以运中气之方法也。

血脉，心之所主，津液流通，中气旋转，心气下行，心不动悸，脉不结代，是为平人；津液损伤，脉络枯滞，中气不能旋转，故心气不能下行而跳动作悸。悸者，似惊非惊，所谓心跳是也。脉来迟缓，停止一至为结，停而复来，来而又停为代，此津液被医药损伤，经脉枯滞，中气因以不运之病也。

方用炙草、党参、大枣以补中气；生地、麦冬、阿胶、麻仁以滋养津液；桂枝、生姜升降肝肺之气，使生地、麦冬、阿胶、麻仁阴润之性运动不滞也。此方滋养津液，而重用炙甘草，并用党参、红枣，且以炙甘草名方，非中气运化津液不能复生，却非津液滋润，中气不能运化之意也。

中气如轴，四维如轮；轴轮相辅，运动流通，故结代、动悸俱愈。此方与理中丸为对应的治法，一则病湿寒而中气不运，一则病燥热而中气不运；一则温补中气以运动湿寒，一则清润燥热以运动中气。

[词解]

①脉结代：结脉和代脉并称，脉有间歇，但止无定数者为结脉；脉有间歇，止有定数，即几跳一停为代脉。

②心动悸：心跳动得很厉害。

茯苓杏仁甘草汤证治本位的意义

茯苓、杏仁各三钱，甘草一钱。

治胸中痞塞、短气，脉象濡短者。此润肺金以降气除湿之法也。

肺金下行为顺，肺气下行，胸中宽舒，故不痞塞；短气者，气不下行，呼吸上迫，非短少之短。此病乃湿伤肺家津液，气不下行。

方用茯苓去湿，杏仁润肺行气以除湿，甘草养中也。

此方与麦门冬汤证为对应的治法，一则病燥，一则病湿；燥乃金气之本气病，湿乃金气之兼气病。此方中气药仅用生甘草一钱，甘草生用，其性清凉，较之麦门冬汤之补中药，不及四分之一，因湿之为病，已至痞塞，已成有形之物，不可重用补中药以增其滞塞也。此方妙处，全在杏仁润肺之功，如无杏仁，肺家津液被茯苓伤耗，湿不能去也。麦门冬汤证，燥伤肺家津液，中气大虚；此证湿伤肺家津液，中气虽虚，却不可大补。

理中汤治胸痞，中气不运，无形之痞也；此方治胸痞，湿气填塞，有形之痞也。麦门冬汤证之上气，中虚不降而气逆；此证之短气，乃湿凝而吸不能深也。脉象濡短，濡为湿象，短为肺气不降之象。去湿补津液的意义，详《古方下篇》本方推论的意义中。

酸枣仁汤证治本位的意义

酸枣仁四钱，川芎三钱，知母二钱，炙甘草三钱，茯苓三钱。

治虚劳、虚烦不得眠，脉象虚浮者。此升肝经以降胆经之法也。

人身阳入于阴则寐，阳出于阴则寤。阳入于阴者，相火下行也，相火下行，须得胆经右降，胆经不降，多由于热；此病之胆经不降，则由于胆经之寒。肝胆升降，互为其根，胆经降则肝经升，肝经升则胆经降；肝阳弱而升气不足，胆经遂寒而不降。

方用川芎温补肝阳以助上升，以培胆经下降之根源；酸枣仁补胆经相火，以助胆经下降之气；胆经不降则生虚烦，烦者热也。知母以清虚热，使胆经易于下降；胆经不降，相火外泄，土气必湿，土湿则胆经更无降路，茯苓去土湿以通胆经降路；甘草培中气之旋转以降胆经。枣仁、川芎，皆温补木气之热之药，知母则引木气之热下行之药。

此方与小建中汤证，为对应的治法。芍药性寒，川芎性热，胆木气热不降，故用芍药以降胆经；胆木气寒不降，故用川芎温升肝经以降胆经，肝经木气阳升，胆经木气自然不寒。此为治木气之对待治法中的互根治法。小建中汤清降胆经，肝经自升；此方温升肝经，胆经乃降也。脉象虚浮者，阳气不降之象。虚者，肝阳不足之象。

人身中气旋转，最密最速之时，惟在睡卧酣甜之候。如人一夜不眠，次早膝冷如冰，精神不振，饮食不甘，形成废人；一旦得睡，膝即温暖，醒来之后，精神健壮，饮食甘美。前后判若两人，中气增减的关系也。

白头翁汤证治本位的意义

白头翁二钱，黄连二钱，黄柏二钱，秦皮二钱。

治肝经热利、后重、渴而饮水，脉象沉细数而有力者。此治肝木因热不升之法也。

阴升化阳，阳降化阴；不升则陷，不降则逆，逆则生热，陷则生寒，自然之理。惟木气之病，有陷而生寒者，有陷而生热者。当归生姜羊肉汤，木陷生寒之病；此方，木陷生热之病。因木本生火，木郁不升，必生下热也；木主疏泄，热性本动，故病热利；疏泄不通，又欲疏泄，故病后重；木热伤津，故渴而饮水。

方用白头翁、秦皮专清木热，黄连、黄柏并清湿热。因疏泄不遂，必有湿气；湿与热合，阻碍木气上升之路，故病热利而又后重。湿热除去，木气乃升也。

此方与当归生姜羊肉汤证为对应的治法，一则肝经下陷病寒，一则肝经下陷病热，故一则用温，一则用清。脉象沉细数而有力，下热伤津之象。

薯蓣丸证治本位的意义

薯蓣（即山药）五两，麦冬、当归、阿胶、地黄、炙草、党参、白术、茯苓、白蔹、豆黄卷各二两，防风、杏仁、神曲、桔梗、干姜各五钱，大枣（熬膏）三两，蜜为丸。每服三钱，日二服。

治虚劳诸不足、风气百疾，脉象弦涩小数者。此概括治虚劳病之法也。

此方所治之风，并非外来之风，乃本身木气失和之气。但看得见的，只有口眼歪斜，手足抽搐，筋肉瞤动，觉得是风，其余的风，都看不见了。风气，百疾的虚劳。金气失收，风木肆动；风气一动，克土耗水，煽火侮金。经络因而滞塞，运动因而不圆之病也。

此方重用山药，补金气而助收敛；加桔梗、杏仁，以降肺金之滞；加麦冬以滋肺家津液，则金气收也。用当归、地黄、阿胶养血润木；芍药清降甲木；川芎、桂枝温升乙木，甲降乙升，运动复圆，则风息也。金逆木动，全由中土旋转之衰，故用参、枣、炙草以补中气；中土气虚必生湿，故用白术、茯苓以补土去湿；金逆木动，经络不运，必生积滞，故用干姜、神曲以行中土之滞；柴胡、防风、白蔹、豆黄卷以疏木气之滞也。

此方与肾气丸证是对应的治法。肾气丸养金养木以保肾经，而重在养木；此方补金养木以维全体，而重在补金。寒热并施，虚实兼顾，补泻同行，理全法备之方也。

此方与小建中汤亦是对应的治法。小建中重在降甲木，甲木降，相火乃降；此方重在降辛金，辛金降，风木乃平。脉象涩弦小数，肺金不收，津被风耗，则脉涩；风木疏泄，则脉弦；中气虚，血液少，则脉小数也。

人身十二经络，六升六降，而升的主力在肝木，降的主力在肺金，升降的枢轴在中土。大气的圆运动，虽有升浮降沉之四部作用，其实整个的圆运动，只有升降而已。升极则降，无浮之存在也；降极则升，无沉之存在也。妨碍升降，由于滞塞，故方中疏通滞塞之法并重。

[词解]

①瞤动：肌肉牵掣跳动。

生姜泻心汤证治本位的意义

生姜三钱，法半夏三钱，黄连、黄芩各二钱，党参、炙草各三钱，干姜二钱，大枣三钱（擘）。

治伤寒坏病，心中痞硬，发热头汗，干噫食臭①，胁下腹中雷鸣，下利日数十行，脉轻按浮涩，重按虚小者。此清热温寒升陷逆并用之法也。

心中痞而硬者，中气虚寒，旋转无力，胆胃之经气不降也；发热头上汗出者，胆胃不降，相火上逆也；干噫食臭者，胆经不降，木气逆冲，上脘横滞也；胁下腹中雷鸣者，胆经横滞，相火散漫，寒热混乱，水气漫溢也；下利日数十行者，胆胃之经热，散漫不收也。此病复杂极矣，其实只是中气虚寒，因而升降反常之故。

方用生姜、半夏温中降胃，以开相火下降之路；用黄芩、黄连降相火降胆经，以收散漫之热；用干姜、枣、草、人参，以温补中气，而升降上下。经方寒热并用，以为大法。泻心者，降相火也。热利有屁而射远，寒利无屁不射远，寒利一日数次即危，不能数十次。此病上逆下陷，升降乖错[②]，寒热不清，内外混乱，此方戡乱[③]反正，各得其宜。此方升陷之法，乃间接的，非直接的，上降则下升也；此方与大黄黄连黄芩泻心汤均称泻心者，言只泻胃上之热，不可泻动胃气之意。利虽属于热，中气却是虚寒。

注意：此方与大黄黄连黄芩泻心汤证为对应的治法。大黄黄连黄芩泻心汤证，不过在上的火气，上逆而已；此方则在上之火既已上逆，在下之火又复下陷，在内之火又复外泄。火气散漫，内必生寒；上逆下陷，中气必虚，所以生姜、干姜与连、芩并用，而以参、枣、炙草补中。用生姜者，降胃也。此病复杂极矣，而治之之法则甚简单。脉象轻按浮涩，重按虚小，胆热外泄则脉浮，汗出津伤则脉涩，中气虚寒，则重按虚小。

方名	症状	原理	治法	脉象	备考
炙甘草汤	心动悸	血枯中伤	润血、补中	脉结代	理中丸证中虚而脾胃湿，此证中虚而血液燥
茯苓杏仁甘草汤	胸痞、气短	肺气湿逆	除湿、润肺、养中	脉濡短	麦门冬汤证肺气燥，此证肺气湿；麦门冬汤证中虚甚，此证中虚不能补中

酸枣仁汤	不得眠而 虚烦	胆经寒	温肝经以降胆经	脉虚浮	温肝经以补胆经之阳，胆经阳足自能下降。小建中汤证胆热不降，此证胆寒不降
白头翁汤	下利后重、 渴而饮水	肝木下陷生热，有湿	清 热、除湿	细沉而数	当归生姜羊肉汤证肝木下陷生寒，此证肝木下陷生热；肝为阴脏，阴脏病寒者轻，阴脏病热者重
薯蓣丸	虚劳、里 急、自汗、 烦热、腹 满食减、遗精、白 带、气短、 形瘦	肺金失敛，风木妄动，五行皆病	弦涩小数	脉结代	肾气丸证木泄耗水；此证金败木动，因而火逆金亏，木滞生热，此治虚劳病之大法
生姜泻心汤	心痞、下 利、发热 头汗、干噫食臭、胁下腹中 雷鸣	中虚，胆胃逆，上热中寒，外热内寒	温寒清热补中	脉涩虚小	大黄黄连黄芩泻心汤证为热气不降；此证热气不降，又兼中气虚寒，经气散乱，下焦不升

[词解]

①干噫食臭：嗳气有饮食的馊腐味，胃热并且气逆。

②乖错：错乱反常。

③戡（kān）：平定；戡乱反正即拨乱反正。

九、古方下篇

导言

医学须先学根本，根本学定，乃学变通。《古方上篇》《中篇》，根本学法；此篇推论的意义，范围极广，若根本未曾学定，未可读也。

著者识

理中丸证治推论的意义

寒霍乱吐泻伤津，亦有口干微渴者，姜、术均不可用。寒霍乱亦有因吐而胃逆生热，服理中丸后更吐者，须知寒霍乱用理中丸，乃正吐、正泻时之方，吐泻已止，即莫服用。用则燥热伤阴，必又别出祸事。吐利大伤津液，干姜燥热慎用。

寒霍乱，胸腹绞痛者，危险，因无木气阻滞，全体空虚，易于气脱也。若胸腹绞痛，有木气之阻滞而土气又虚寒者，理中丸加艾叶数分以温运木气；人身胆木右降则胸不痛，肝木左升则腹不痛。如绞痛甚者，是木气有力，加炒白芍数分以调木气。五行惟木气最动，动而不通，故郁而冲击，所以其痛如绞。此病如误服藿香正气散立死。因方中皆消药、散药，寒霍乱因于虚寒，宜温补，忌消散也。

寒霍乱，可先以老生姜少许嚼之，不觉甚辣，便可用理中法无疑也。嚼姜不辣，凡欲试探内寒，皆可用之。霍乱有寒证、热证、湿证、闷证之别。热证、闷证均忌燥药，详《时病本气篇》。

理中汤亦治胸痞。胸痞者，中气虚寒，不能旋转，四维不能升降也，故服此方即愈；若中脘寒痛，亦可服之，服之不效，病反加重，单服干姜三钱，茶叶三分即效。因中脘寒痛，已运动不通，草、参、姜、术大补之性，反将不通之处补住；单服干姜，温运中宫，流利无阻，茶叶清凉，引姜性下行，故必见效。

痞者，中气不运，尚未至于不通；中脘寒痛，眠食俱废，则不通甚矣。可见人身是一活泼气机，补药滞塞，反酿祸事。因能受炙草、参、术之脉，必虚而活泼；中脘寒痛不通之脉，必沉着不起，不活泼了。以此类推，学医要诀。

曾治一五十岁人，环唇生黄水疮，夜间痒甚。大便十数日一次，黑燥异常，便后则下血碗余，年余矣。医治无效。右脉微小，食减，方用轻剂理中汤，加阿胶，并加黄芩、黄连少许，五剂痊愈。

此病唇生黄水疮，湿偏见也；十数日始大便，燥偏见也；唇疮夜痒，热偏见也；便后下血，风偏见也；右脉微而食减，寒偏见也。风热湿燥寒，各偏一方，中气无运化调和之力必也。用理中汤参、术、炙草以补中，干姜以燥土湿而温寒，阿胶以润燥而息风，连、芩以清热。中气如轴，四维如轮，轴运轮行，寒热和合，燥湿交济，风静木荣，病遂愈焉。河图四象之中，皆有中气。所以中气运化，四象自然调和也。河图详《生命宇宙篇》。

又治一三十岁妇人，眼昏而痛，左眼较甚，大便日三数次，下白物，不后重，食减，右脉微小，左脉沉细。医治三年无效。方用理中丸三钱，阿胶三钱，化水送下，分三次一日服完，三日见效，半月痊愈。大便下白物多热；此白物为寒者，食减，脉微故也。此病脉微，食少，大便下白物，中气虚寒之现象也；大便一日多次，风木疏泄之现象也；左目不明，木气疏泄自伤本气也。理中丸以温运中气，阿胶以养木息风，所以病愈。左脉较细，木枯故也，阿胶养木润枯。

又治一天津人五十岁，脑力恍惚，胸满，左膀左腿酸冷，脉右虚大，左细硬，近一年矣。医治无效。方用理中丸三钱，阿胶三钱，化水送下，分三次一日服完，三日见效，一月痊愈。此病脑力不清，肺经与胆经热也；左膀左腿酸冷，肝经枯涩也；胸间满闷，中气虚寒也；左脉细硬，木气枯也；右脉虚，食少，中气虚寒也。理中丸温运中气，阿胶润肺金并润肝胆木气，中气旋转，肝木左升，胆木与肺金右降，是以病愈。天津人每日必食生萝卜甚多，萝卜生食，性热伤肺之故。

又治一老人，眠食均减，头顶痛，右脉虚，左脉枯，年余矣。用黑豆五十粒，煎浓汤，吞半钱理中丸，二服而愈。此病左脉枯，应用阿胶以润木气，因其食少，阿胶败脾，改用黑豆，润木不败脾，所以效也。

以上四案历治不效者，只知头痛医头，脚痛医脚，不知整个治法，不知治中气之故。

此方干姜极热，热则燥肺；阿胶极腻，腻则湿脾。初学脉法不精，可用四君子汤代理中汤，用黑豆代阿胶亦效。四君子汤，党参、白术、茯苓、炙草各一钱以补中土之气，黑豆四钱以润降胆经，原则是一样的。不过真有中寒者，无干姜不能温中寒也。

中虚之病甚多，然用干姜之中虚病则甚少，用白术、党参、炙草之中虚病乃多耳。非真系中寒，万不可用干姜。学医易于学偏，由中气学起，仍易学偏。河图中气，阴包阳外，阳藏阴中。倘误用干姜将阴液伤损，包藏不住阳气，中气中的阳气飞泄出来，遂不思食而中气消散也。中气乃阴阳和合而成的圆运动，故阴阳不可偏伤。白术性横，吐多者忌服。世人因土生于火，又因理中丸用干姜，遂认中气是阳性的；不知中气乃阴阳并重，党参即是补中气之阴之药，用干姜因中寒也。

余曾见一老人，颧赤，食减，医见其食减，用白术、炙草补之，大喘不食而逝。颧属肾，胃家津液不足，降力大衰，肾水枯干，包藏不住相火，故颧赤。脾阳主化食，胃阴主纳食。脾为阴脏，其上升者阴中有阳也。胃为阳腑，其下降者，阳中有阴也。胃阴不足，不能降纳故不思食。白术横燥，炙草横热，胃阴更伤，降气全消。阳气有升无降，故大喘不食而逝。白术、炙草，看似寻常补品，用不得当，致造如此大祸。老人的圆运动，已在消灭之时，本难用药，用药稍偏，消灭更快。如非阴寒偏胜之病，附子、肉桂一切动阳之药，下咽即生大祸。

中气者，阴阳互根，五行运化，六气调和，整个圆运动的中心之气也。有寒湿偏多之中虚，燥热偏多之中虚，阴液滋润之中虚，阴液枯涸之中虚。寒湿偏多之中虚易治，燥热偏多之中虚难治；阴液滋润之中虚易治，阴液枯涸之中虚难治。阴液者，有形之体质。阴液既少，不惟炙草不受，即白术亦不受，故难治。寒湿偏多，津液滋润，乃可服理中丸，一服即效。寒霍乱用理中丸，易治之中虚也。如非寒湿多、津液多之中虚，误服干姜，即能劫损真阴，致人于死。风热暑湿燥寒，皆能吐利，此吐利乃因寒湿也。

凡中虚之病，认为当用炙草补中。服炙草后反觉胸腹横滞者，便是阴虚。此津液不足，脉络枯涩，故不受炙草之刚性；可用冰糖，冰糖觉热，可用白糖、饴糖。如阴虚之家，津液枯燥，又不能不用中气药者，须避去甘味；可用山药、扁豆、糯米，均佳。冰糖性聚，如虚劳、咳嗽服之，病必加重。阴虚的中虚，淡豆豉亦佳。淡豆豉养中、调中，又能宣滞、和平；阴虚液枯，腠理必滞，故宜豆豉去滞。如两尺无脉者，阴液太枯，扁豆补土，亦不可用，土气能伤水也。

凡百病皆有中气关系。中气之治，有温中、养中、补中、调中、顾中之别。干姜为温中之法，白术、炙草、扁豆、党参为补中之法，冰糖、白糖、饴糖、山药、扁豆、糯米为养中之法。调中者，用清轻之品以去滞；顾中者，用药须照顾中气，不可损伤中气也。

学医最易蹈先入为主之弊，一蹈此弊，即易偏执。本篇所引经方，须将各方合成一个整的去研究明了，自无先入为主之患。偏于寒润者，易败脾胃之阳；偏于燥热者，易劫肝肺之阴，皆能致人于死地。肝肺阴液被劫，即成痨瘵[①]而死；脾胃阳败，即滑泻而死。脾胃阳败，死在目前；阴液被劫，死在后日。死因阴虚，误用刚燥之罪也。

人之有生，先有中气，后有四维。中气如轴，四维如轮；轴运轮行，轮运轴灵。无论何病，中气尚存，人即不病；中气渐复，病即能愈。故学医必先从中气学起，自然一本万殊，头头是道；万殊一本，滴滴归源。干姜伤阴液，用理中丸一钱，干姜只合一分，慎用之意也。干姜所以温中寒，先以老生姜嚼服而不知甚辣，便是中寒之证。经方皆重证据，故桂枝汤证，在“发热、汗出、脉缓”六字。发热汗出，荣卫疏泄，用芍药以收敛疏泄之证也；脉缓为虚，用炙草、红枣补虚之证也。麻黄汤证，在“恶寒、身痛、脉紧”六字。恶寒、身痛、脉紧，卫气闭敛，用麻黄以疏泄闭敛之证也。经方不言“症”而言“证”，即是用药之证。嚼生姜而不甚辣，初学用干姜之证也。理中丸之证，脉微、吐利、气微、不渴，皆是。本书首列理中丸，系认识中气如轴，四维如轮之法，非教人以热药入手之法。中寒病少有；夏月上热下寒之大气中，人食生冷，则多有之。

吐有因于热者，食入即吐，生甘草一钱，生大黄五分煎服，其脉必实也；吐有因于胃虚者，朝食暮吐，脾胃之根气不足，肾气丸一两，分五次吞服，其脉必虚也。吐与呕之辨，与利的寒热之辨，详下文柴胡汤中。有因停食而利者，详《时病本气篇》水泻中及《儿病篇》中。停食水泻，忌补中药；有用补中药者，必以疏通药为主乃可。

一老人七十六岁，津液素亏，左尺微少，饮食一如少时。一日食鸡蛋烩饭，胃间不见消化，胃右有三处作痛；后食肥猪肉一块，下咽痛即全止，少顷胃活动，顿觉舒适。缘人身的阴阳和平，运动乃圆，平者平匀，和者混和。此人阴液偏少，不能与阳气平而和之，运动已不能圆，再食入鸡蛋，将阳热加多，于是阳多阴少，不能运动而痛，食物遂停顿而不消化；阳热加多，得肥猪肉之阴液，登时阴阳和平，故下咽痛止而消化也。凡病，皆运动不圆；凡病之愈，皆不圆者仍复其圆。此圆字的事实上，必左右相互，平而又和，然后能圆。凡病除有宿食、停痰、停水、瘀血，必去之而后阴阳能复和平外，皆须自己的阴阳和平，而后病愈。并非别有去病之法。去病之法，调和阴阳，运动复圆之法也。

理中丸证，不渴为寒；其他的病，多有热而不渴者。阴虚之人，肺燥肝热，反多不渴。渴有三病，湿渴、燥渴、风渴。湿渴者，胸下有水湿，阻隔相火不能下降，火逆伤津，则渴而能饮，饮仍吐出；燥渴者，肺胃燥热，大渴能饮不吐出；风渴者，肝枯风动伤津，则渴而小便多也。湿渴、燥渴，详《伤寒论》五苓散、白虎汤，风渴详本篇肾气丸、乌梅丸中。

有室女二人，春初食鸡蛋、鸡肉、生果，忽然嘴向右歪，脉现中虚，左尺如无，用理中丸二钱，黄精三钱，十剂而愈。其一人服祛风除湿等药，病乃加重，更歪，食减，右眼流泪，眼跳不止。不知中气之理，奈何！凡偏左偏右，皆中虚极也。

寒霍乱的头痛，由于中气虚寒，升降停顿；其他的头痛，肝胆二经关系独多。阴亏液少，木气枯燥故也。亦有肝经阳气升不上来而头痛者，用川芎一钱、党参三钱温补肝阳外，皆宜降药，不可用升散之药。足软无力动行，有因肺热者，凉降肺家则愈，此病能多食。

[词解]

①痨瘵：俗称肺痨。证见咳嗽、吐痰、咯血、盗汗、潮热、颧红、消瘦等。起病缓慢，具有传染性。

麦门冬汤证治推论的意义

人身水下有火，则水中生气；火上有金，则火中生液。水气上升，全赖肝木之疏泄；火液下降，全赖肺金之收敛。肺金收敛，全赖津液。金燥液枯，收令不行，升的气多，降的气少，遂成干咳、上气、咽喉不利之病。

麦冬性极清降，津液极多，然能败中滋湿；半夏性燥利湿，降力甚大，麦冬得半夏，清润下行，自无滋湿之过。又以粳米、参、草、红枣补中之药辅之，中气旋转，自无败中之过；麦冬、半夏同用，下行之力极速，如无中气之药，极伤中气。麦门冬汤证，其脉必中部虚少也。如《伤寒论》人参白虎汤用石膏治伤寒燥渴，石膏大寒，远过麦冬，而必以人参、粳米大补中气以助旋转，尤需加炙草以充足其中气建运之力，亦与麦门冬汤同一意义。特麦门冬汤证，燥而不渴，故不用石膏之大寒耳。世人于石膏、麦冬，不知应重用中气之药，反助以黄芩、黄连、芍药、生地阴寒之品，使中气大败，变成他祸，可怕之至！人参白虎汤，详《伤寒论读法篇》。半夏专降胃经，加补中之药，即是降胃经之法。《金匮》大半夏汤，用半夏、人参、白蜜，治朝食暮吐，大便燥结是也。

此病之咽喉不利，乃咽喉干燥；此病之咳嗽，乃无痰之干咳，故用麦冬以润燥。如咽干不因于燥，误用麦冬，病必加重，不因燥之咽干，乃下部阳弱，脾胃津液不能上奉之故。脾肾之津液，乃水中阳气之所化，当用温养脾肾之药，如下文肾气丸，少服或用补益脾肾之方，乃有效也。

曾治一老人，口舌、咽喉俱干，脉弱不振。余用山药、枸杞煮猪腰汤，见效。滋养脾胃之津液，温升脾肾之阳气也。后易一医，用麦冬三钱，高丽参三钱，咽干更甚，不食而逝。麦冬寒润，极败脾阳，极伤中气，老人阳气微少，故麦冬三钱即将微少之阳气完全消灭也。老人中气将完，直补中气之药，多不接受，吞服五味子数粒，补肾家水火以生中气，尚效。麦冬润肺生津，能开腹中一切结气，为药中妙品，用之失当，能杀人也。下行之远，津液之多，开结之速，莫如麦冬，又能收敛金气。但须燥结之病，辅以中气之品，方可用之。

风热暑湿燥寒，六气之中一气有偏，皆能令人肺气上逆而咳嗽。此病乃燥气偏胜之咳嗽。肺金主收，金气为一年四时之圆运动成功的第一步工作。人身亦然，而咳嗽乃破坏人身圆运动工作最易最多之病。参看下文小建中汤、薯蓣丸方。

若咳而痰白胶黏，脉象不润，夜则尿多，此肺燥肝热，为阴虚之咳，麦门冬轻剂多服即效。肺润，肝即不热也。

若咳嗽痰少声空，痰中有血，脉来弦细，沉而有力，口苦舌有黄苔，此胆胃二经，有了实滞，不宜大枣、党参、炙草；可用天冬、麦冬、贝母、阿胶以润肺燥，款冬花、马兜铃、百部、紫菀以舒肺络，冰糖以补中气，乃愈。弦细乃津枯之象，至于沉而有力，则津枯生热，阴分被伤极矣；而口苦胎黄，必是起病由于外感，卫气闭而未开，误服温补卫气敛涩之故。润燥、通络、补中，均宜清轻之品，服后弦细疏开，阴液复生，热退络活，咳血乃止；如用参、草、大枣，经络更横，津液更枯伏热更甚，咳血更多，必死。此方见效之后，可加当归少许以补血；如胎黄已退，多加山药、扁豆以健脾胃；二冬、胶、贝，渐渐减轻。始终不可用伤阴之药，此等病与治法，仲景经方无有，详《（王）潜斋医案》。细弦之脉，闭敛之象，如用芍药，病必加重，芍药其性收敛故也。自来治阴虚脉细，好用白芍，切宜戒之。二冬、胶、贝，寒滑败土，如非热实脉实，切须慎用。一药有一药之功，医生用错，功便成过，如补阳之功，错则伤阴；补阴之功，错则败阳；补土之功，错用伤水；补水之功，错则伤土。初学总须于"认定着落"四字上用功，方不错误。白芍与当归同用，亦可舒开弦细之脉，白芍性敛，当归性散之故。

咳因于内寒者，喉必作痒，清水夹稀痰，痰不胶黏，就枕即咳。脉沉而细且微，口淡无味，饮食减少，方用五味子、细辛、干姜各一二钱，即愈。五味子温肾，干姜温中，细辛温肾寒，降寒水之逆冲也。细辛、五味，性皆收敛，皆温肾药。世医误五味子止咳，为肺家药，非是；又误以细辛为发散药，更错。

咳因于中气虚寒，而兼肺热者，痰必稠黄而不胶黏，痰稠如脓，方用理中汤加天花粉、橘皮、半夏，以清降肺气而温补中气，即愈。

咳因感外寒者，卫气与肺气闭束不舒，咳声不利，头身微痛，脉象束迫，方用苏子、杏仁、橘皮、半夏各一二钱，以舒卫气而降肺气；冰糖五钱，炙甘草一钱，红枣三钱，以补中气，即愈。脉细者，加生地、当归各一钱以润血。此方可为咳嗽普通用方，但须认明是舒散卫气，并非疏散外来的寒气也。

咳因于内风者，交半夜即咳，此本身木气不调，子半阳生，阳生木动，木气上冲也。白芍、当归各一二钱以调木气，饴糖一两，炙草一钱以补中气，即愈。黄豆、绿豆、黑豆各一把，浓煎卧前服，养木平风，亦效。

咳因于气血虚者，八珍汤，党参、白术、茯苓、炙甘草、当归、白芍、川芎、生地各一二钱，多服乃愈。咳嗽而脉虚者，大人、小儿均宜。此病如服苏子、杏仁等降肺之药，必坏。

咳因于津液枯者，中年以后，津液不足，每到冬季，日夜咳嗽，夜间尤重，无痰干咳，咳时气由下冲上，此冬藏之阳气由肾上冲。用黄豆一把，白菜心一整个，煎服则愈。白菜心下里阳之上冲，黄豆润肺胃津液，养木气。冬咳上气，木气动也。《内经》谓“秋伤于湿，冬必咳嗽”，即是此病。咳嗽上气，由于津液伤，湿乃土金之津液也。此病，除此方无特效药。

咳嗽清痰而小便不利者，黑豆三钱，乌梅三钱，服后小便利，咳即止。清痰者，水也，乌梅助木气以疏泄水气，故小便利，咳即愈。乌梅性温属阳，故用黑豆和之。豆与梅份量应如何配法，临时审定为是。脉体柔润者，不用黄豆，可用乌梅三枚，白糖一两。

咳因于酒积者，吐黄稠痰，胸热食减，面色青黄。用白扁豆、黄豆各一把，或单用黄豆而愈。胸热食减，湿热伤损肺胃之阴也；面色青黄，阴伤土败也。扁豆除湿健胃，黄豆清热益阴。兼而用之，除湿不伤津液，健胃不嫌横燥，养阴清热而不败胃，又皆淡而不甘谷食品。治湿热而用淡味之谷食，妙不可言。若用他药，必贻后患。黄豆善补胆肝脾胃肺肾之津液，而不湿脾，故愈。

又有咳因酒积，日久伤阴，声粗而空，痰白稠黏不易咳出，出则甚多，脉洪大，鼓指有力，重按空虚，关寸最盛，关尺最微，右脉最盛，左脉最微，行动欲喘，此非寻常轻剂所能奏功，须用大剂填阴之法。熟地一两，龟板、鳖甲各一两以填阴；扁豆、黄豆各六钱，以补土养木，养津液；牛膝、枳实、橘皮、半夏各三钱，以降肺胃。浓煎多服，服至脉小，乃愈。

夜间干咳无痰，脉不虚浮，葱豉汤甚效。脉不虚浮，肺气闭束之象；葱舒肺气，豉能宣通，故效。葱头三个，豆豉五钱，煎服。如咳嗽，脉短，此为肺气不舒，苏子、杏仁各二钱，红枣十枚，浓煎服；脉长即愈，此则肺脏本身自咳也。《小儿篇》治咳方，各宜参考。四逆散，治半夜烦咳，脉实，极妙。

虚劳咳嗽，无药可治者，因治咳之药皆伤肺气之药，补药皆滞肺气之药故也。可用净糯米粉，揉成小水圆，扁形一寸大一个；豆油或花生油、猪油，小火炸微黄；木器装，放土地上半小时以退火气；凉水煮稀糊，淡食，不可放糖放盐。一日二次，食半饱，极有功效。虽至无药可治之虚劳之咳，皆有奇效。糯米补益肺阴，性能收敛，能补肺损；炸过兼补中气，油的润性，最宜虚家，咳而失眠、潮热盗汗最妙。此无法中之法也。虚劳咳嗽，脉忌细数，多服此方，细能转宽，数能转缓，真有不可思议之妙。虚劳咳嗽，如有喉痒，清痰夹水，便是五味子干姜细辛证，可用五味、细辛、干姜各一钱，另服，一面仍食糯米粉水圆方。五味干姜细辛证，非五味、干姜、细辛不能医。如咳而喉不痒，痰不清不夹水，倘误服之杀人。五味细辛干姜证，脉必虚寒，注意！

麦门冬汤，《金匮》原文无“咳嗽”二字，事实上，上气咽喉不利，即是无痰之嗽。《时病本气篇》咳嗽最后一方，重用麦冬，无补中药，因中不虚。此病中虚也，“上气、咽喉不利”六字合看，便是燥嗽。气不顺下，则逆而作嗽；咽喉不利，便是燥嗽的上气。《周礼·天官》疾医，“冬时有嗽上气疾”，即是此病。有痰为咳，无痰为嗽。

肺为阴根，肺阴足则全身的津液自足。麦门冬汤，补肺阴之方也。用糯米稠粥调花生油，不着盐，不着糖，早晚饭后一碗，数日之后，阴生液旺；凡肝肾阴亏，上焦干涩，左尺脉少诸病，皆有显著功效。调法，须调至粥、油不分乃止，粥一碗，油二两。如食后胃间觉腻者，不可食耳。秋冬尤宜，比食一切价贵之物好。花生油有通结润枯之功，阴虚最宜。

小建中汤证治推论的意义

此方重用芍药名建中者，中气生于相火，相火降于甲木故也；相火降则中气运，中气运则相火降，交相为用，其机至速。芍药专降甲木而敛相火，性寒味苦，如不与饴糖、姜、枣、桂枝甘温之味同用，将苦寒之性化合，必伤土气而败相火。

造化之气，地面之上的少阳相火，降于土下，藏于水中，远为一年之根，近为中气之本，人身亦犹是耳。故降甲木以敛相火，为治虚劳之大法，为建中气之关键。胆经与相火，关系全身，可谓大矣。

此病如兼见咳嗽，即入危险之境，如咳嗽不愈，便为难治。因相火下降，全赖肺金收敛之力，如咳嗽不愈，肺金的收力散失，相火永不能降，发热不止，中土无根，肾水不能复生，肝木之气枯竭，五行消灭，不能生也。

此病如兼咳嗽，仍用原方，因肺金收降，本自然的性能，只要甲木能降，相火下行，不伤肺金，中气恢复，肺金自能下降而不咳也；如加用治咳之药，必伤津液，咳反加重。叶天士谓“芍药入肺经”，其意即此。此方乃气化虽病，形质未损之方；如为病日久，形质损坏，此方诸药均不相宜。仲景立虚劳之法，乃形质未损之法；倘或于形质已损之虚劳，亦用此方，不为无效，病反加重。因形质既坏者，芍药之大苦、大寒不能受用，炙草、大枣甘味，亦能聚气而加咳。形质已坏者，咳嗽、发热、自汗，枯瘦而脉象细数，饮食极少，不能起床也。人身形以生气，气以成形；形质已坏，气无所生，故为难治。

虚劳病三十二岁以前得者，发热不止，必入危险之境；三十二岁以后得者，可不发热，可免危险。因三十二为四八之期，男子四八，肾水固定，水能藏火，故不热；女子则四七之后，肾水固定也。

虚劳之病，至于如此情形，可谓重矣，治法不过降胆经相火以建中气，此五行之妙也。中气在二土之间，胃土喜清降，脾土喜温升，胆经相火下降，则胃土清降而脾土温升。二土升降，中气自旺，尤妙在饴糖、白芍合用重用。

虚劳用芍药，一要用辛甘之药和其苦味；二要有干燥烦热之证，否则减轻用；三要右手关上，胜过他脉，关上乃胆胃脉也。冬至后夏至前，不善用之，最败火土，中伏后最易见功。因夏至后太阳南行，中伏，地面之上压力渐增，地面上的太阳热力，遂压入地面下去，以后愈压愈深愈压愈多，造化的中下，阳气充足，人身胆经降入中下的阳气亦充足，故芍药降胆经之功甚显。处暑后，地面上的阳气正在入地，胃间的阳气更足，故处暑后用芍药，尤易见功。冬至后，地面下阳气左升，阳根疏泄，人身此时亦中下阳泄，根本动摇，芍药苦寒，故用之见过。所以老人与久病之人，冬至后死者较多，中下阳根泄动故也。圣人春夏养阳，秋冬养阴；一日之间，午前宜养阳，午后宜养阴。养阳者，不用寒凉以伤中下之阳也；养阴者，不用燥热以伤中上之阴也，此指大概而言。本书《温病本气篇》温疹各方，均不用芍药，因温疹之时，正天人之气，阳根动摇之时，温疹之热，乃下部微阳上冲所化之气，并非胆经不降相火所化之热，所以《温病本气篇》各方见功极速，而皆可靠也。不仅用芍药应研究节气，凡用苦寒之药，与滋润发散之药，与治小儿发热，皆应知节气的关系。冬不冷冻之地，更宜注意。

人身腠理，为气血流通之关键，质系油膜，为胆经相火之所司。虚劳病气血不通，即腠理油膜干涩之故。小建中汤最通腠理，血痹身体不仁，功效尤著。如左腹似痛非痛，芍药、冰糖补身右之阴，即愈；右降则左升也，胆经之阴，降入肝经，则肝阳和也。

虚劳病，最忌黄芪与当归并用，芪性补阳，最往上升，最伤阴液；当归性湿而窜，败脾滑肠。惟津液不足，用当归、党参卧时嚼服一钱甚效，参补中气之津液，归补水气之津液，胆木右降以生肝木，遂成最圆的运动。失眠、尿多，颇有特效。黄芪的妙用，在补卫气，卫气虚陷不起者，非芪不能补回。世误黄芪补卫为补肺，肺主下降，何可用黄芪以升之？黄芪的“芪”字，误为“耆老”的“耆”字，遂又误黄芪为补药之长，不可不知。

虚劳之病，脉象浮虚者易治，脉象弦细而涩者难治。小建中汤用生姜、桂枝之辛散以和芍药之收敛，炙草、红枣、饴糖之甘补以和芍药之克伐，使土木二气的圆运动，舒展调和。细涩之脉渐转柔和，其所以能转，中气之复也。如姜、桂、枣、草、饴糖的份量多少，不适合于调和芍药，必有因用芍药，脉反加弦，病反加重者，或仍弦细如故者。弦细之脉，不喜芍药之苦寒收敛也。弦细在左，右不弦细，中气未被木气克完，尚有可为；若右脉亦弦细而涩，便难治矣。可见治虚劳病之难也。

小建中汤，亦治遗精、阴头寒。肝主宗筋，阴头寒，肝经寒也。肝经乙木生于胆经相火，胆经不降，阴头乃寒。芍药降胆经相火，交于肾水，肝木得根，是以阴头不寒；若用热药以温阴头，热药燥动枯木，不惟阴头仍寒，遗精必更加重。世谓“精满自遗”，不知饮食化精，积精化气，岂有满时。精之化气，全在肝胆二经运动之圆。肝胆二经，何以运动不圆？一由中气虚，一由腠理滞。小建中汤，建中气通腠理，降胆经，升肝经，遗精第一仙方。梦因肝水升气不遂而成，所谓物质生精神是也。

宇宙造化圆运动之成功，全是由秋金西降，相火下藏成的；人身的圆运动，全是由胆经相火，降入肾水之中成的。故人身一切运动不圆之病，小建中汤实握重要的原则。以上所列病证，不能完全，吾人准此原理[①]，便可曲尽[②]法外之法，以治一切运动不圆之病。此点宜特别注意。

饮食入胃，先变化成饴糖，储于胃壁后方，以运输于各个脏腑及全体。胃壁后方，即五脏六腑皆系于脊之处。此处饴糖存储者多，身体必壮；存储者少，身体必衰。胆管由十二指肠下降，为全身升降锁钥。《内经》谓“十一脏之气皆取决于胆”，言胆经由十二指肠下降，全身的升降乃通也。小建中汤多用饴糖，重用芍药，酸甘化阴，使左尺脉加多，建中又能补水。左尺脉加，白芍降胆经之能事也。饴糖愈多愈妙，桂枝愈少愈妙。

麦芽消积散气，芍药破结通瘀，力量均大，小建中汤并用之，须藉红枣之补益以济其偏；不然，虚人每有克伐之感觉，则红枣份量应重用也，按各人脉象酌定之。脾湿尿短，忌用饴糖。饴糖即麦芽糖。

鸡肝一个，炒白芍一两，同煮烂，晒干研末，每早晚服一钱，胜于小建中之功。凡阴虚胆逆之人，十二指肠形质枯损，不受小建中汤甘味者服之，胆管、胃部，即见疏通下降之效。连服数日，失眠、尿多并胆胃不降，与肝木燥动种种虚劳之病，有出乎意外之功力。鸡肝大升肝阳，白芍大降胆阴，二味同用，圆运动之力，非常之大而且速。二味多少，随时按证配合。如服后病见减少，而半夜大便者，此为肝热，酌加白芍。此方治遗精特效，通滞之力大也。若胆胃之阳不旺者，白芍减半。此方黄连阿胶鸡蛋黄汤参看。

同学关崇卿，寒露后交戌时，左鼻出血，数日不愈，脉弦细急数。命服黄连阿胶鸡子黄汤，一剂脉和而愈。寒露阳气下降入土，比秋分多，肝木根气增加；肝阳升的太过，肺金降力受伤，于是左鼻出血。圆运动整个不圆，中气大亏，故脉急数；肝阳化热伤阴，故脉弦细。此病如用补中凉血之法治之，必能见效，但不能如此汤之见效而脉和迅速也。因黄连所降之热即是鸡子黄所补之虚，鸡子黄所补之虚即是黄连所降之热。虚即是热，热即是虚。黄连与鸡子黄化合，既不见虚，即不见热；既不见热，即不见虚。鸡子黄润而大热，其性上升；黄连燥而大寒，其性下降，同具中土之色，两下混合，则生中气。中气生得迅速，所以脉象和得迅速而病止也。经方功效，皆是如此。由此旨而推之，黄连、鸡子黄化合所治之虚病多矣。生鸡子黄一枚，黄连一钱煎透去渣，调黄调至极匀，大有再造生命之功，且能通调一切气血滞塞不和诸病。中气寒者，加干姜一二钱；中寒者，单嚼食干姜，不甚觉辣。

牛肚一斤，生白芍一两或五钱，水六碗煎成一碗，分二次服，兑入饴糖二两或一两。有小建中汤之功，而补损之力独大。半身不遂，久服尤妙。牛肚不可去黑皮，老人日日服之，增寿可靠。淡食。白芍，秋后可多用，冬至后宜少用。

[词解]

①准此原理：以此原理为准。

②曲尽：把其中微妙之处委婉细致地充分表达出来。

当归生姜羊肉汤证治推论的意义

疝病有寒者，有热者，有木气积聚者；腹痛有寒者，有热者，有水气滞者，有积聚者；胁痛有寒者，有热者，有木气滞者，有瘀血者，有水停者。

此方所治疝病，乃因于肝经寒者。如因于肝经热者，其脉右大左细，沉而有力，或左脉弦实有力，方用归芍地黄丸。归、芍以调木气，地黄丸益水养木以清热。因于木气积聚者，归芍地黄丸加苦楝子以泄木气，丸药每次二钱，楝子每次二分，徐徐治愈，不可求速。

此方所治腹、胁痛，乃因于肝经寒者。如因于肝经热者，左胁下痛，腹泻金黄或泻白物，其脉左关尺沉细，或左关鼓指有力，方用归芍地黄丸二钱，加栀仁三枚以清热。因于木气滞者，芍药、炙甘草各二钱，加苦楝子五分。因于积聚者，兽炭五分或一钱；甚者大承气汤轻剂下之，此证必腹痛拒按也，其脉皆沉而涩。因于瘀血者，痛处不移，按之更痛，八珍丸加桃仁、红花少许，或加益母草、生首乌。有水者，五苓散加牛蒡子，有水者，胁下必有水声也。孕妇下半夜左腹胁痛不可忍，左尺脉无有，黄芩、白术各三钱，多服，左尺脉现，痛即止矣。兽炭，兽肉炒焦成炭。

当归、生姜并用，辛窜非常。曾见一室女，病腹痛，医用此方，服后甚效，更进一剂，小便次数忽然加多且长，脐内奇痒，脐内有虫爬出，后服清肝、凉血、养阴之药始愈。盖辛热之剂，温肝经之寒，过服则肝寒已去，肝热复生；尿多虫痒，皆肝热也。大凡偏寒偏热之方，切须中病则止；阴分受伤，补救不易。

肝经秉春木之气，喜温恶寒，但尤恶燥。温则生气充足，上升而化心火，心火因之而足；寒则不升，故冬令多食羊肉，次年精神必能增加。羊肉最能温润肝木，能每早淡食一碗更妙，无盐则不助热也。经验多的大医治内伤病，慎用桂枝，因其燥肝之故。只要善降肺胆二经，肺经降生肾水，胆经降生肾火，水中火足，肝木之阳遂足，不惟肝木不寒，而且肝木不燥，补肝阳之妙法也。肝阳由水中之火而生，故不燥也。肝木燥，屁必多，燥伤津液，肝木横滞则成屁。治木气病，由无屁而治成有屁，再由有屁而治成无屁，乃能尽治木气之能事。生姜最燥木气，慎用，服生姜而肝木燥者，姜燥肺经之故；肺如不燥，能生水下润，则水气柔和，善治肝燥者，必先润肺金也。广西冬至食羊肉，则病热泻，大气热也。

肾气丸证治推论的意义

经方于五行皆有直接治法，惟肾水无直接治法。治肾水之法，薯蓣补肺、地黄滋肝之法。补肺金以益生水之源，滋肝木以杜耗水之路也。其实凡润肺滋肝之药，皆能补益肾水。

此方既治小便过多，又治小便不利。可见木气之动，忽而太过，忽而不及，皆水气与水中温气不足，不能养木之故。

此方补金润木，滋肾水，又用附片温肾水。凡阴液不足，而肾阳又虚之病，总以此方为大法。

此方药店名桂附八味丸，又名桂附地黄丸。药店的肾气丸，则名金匮肾气丸，于肾气丸中加牛膝、车前以利小便，大伤肾气，切不可用。其意以为小便不利也，其如小便太多者何哉？木气疏泄之理不知故也。

后人将此方去桂附，名六味地黄丸，专治肾水不足，极有功效，而不知全是补金润水之功。补金以培生水之源，润木以杜耗水之路，肾水有生而无耗，故肾水足也；再于水中补火，水中有火则生气，此“肾气”二字之起源也。肾气者，元气也，中气之根也。

此病完全为肝肾病，肝肾病而津液亏伤者，忌用中土甘味之药，所谓土克水是也；况津伤之人脉络干枯，甘味壅滞，用之必生胀满。六味地黄丸补水，不如归芍地黄丸补水功大而活动，归、芍活动木气，不用活动木气之药，必膩胃矣。

肾家水火二气，水气多于火气为顺。缘人身中气，为人身整个运动之枢机，肾气为中气运动之基始，水气多于火气，火藏水中乃能生气；若火气多于水气，水气不能包藏火气，火气遂直冲上越，运动遂灭。此方附子极少，山药、地黄、丹皮、茱萸独多，即是此理。况卧寐则生相火，一年之秋冬又生相火，一日之申酉以后又生相火，故人身只恐津液不足，不愁火气不足。果病水多生寒之病，用附子以温水寒，一剂便奏全功；若水少补水，一年半载尚难补起也。

小便不利，服肾气丸而现口苦者，此肾水较肾火尤虚，宜去附、桂，并去茯苓、泽泻，加车前草同服。水较火虚，故不用附、桂以助火，苓、泻以伤水。车前草润而利尿，故以之代苓、泽。

但火气虽多，不可用热药加火，亦不可用凉药灭火；只宜润肺滋肝以益水而配火，水火俱多，元气更足。如因火多水少而用凉药灭火，水火俱少，元气遂减，中气无根矣。因火多而去火，此不知根本之医也。

附子纯阳，其性上升，如水寒不大而多用附子，或水不寒而误用附子，附子下咽，能将肾中的阳根拔动而起，使水气从此不能包藏火气，为祸不小。

除纯寒之证不能不用附子外，其内伤之肾阳不足，肾并不寒之证，莫如用甜苁蓉、巴戟天柔润和平益肾之品以代附子，最为妥当。猪腰子不去膜，用生姜丁黄土拌湿包固，柴火烧熟放冷，胃强者嚼食腰子，胃弱者将腰子煮汤食。右腰子中白油膜，较左腰子特多，腰子属水，肾水候于左，此方温补肾阳，平和力大。凡先天不足与肾家阳虚之人，皆可奉为再造之宝。但多食亦能动热，如其动热，须以养阴之品配之。肾阳虚者，虚而兼寒，乃用附子。虚而寒者，脉迟而食减也。

肾为一身之本，中气为人身之生命，肾中之气又为中气之生命。凡老人八九十岁，夜不小便，眠食精神如常，此必平日保养肾家之效；如老人肾气受伤，食入仍吐，即宜服肾气丸，养起肾气，以生中气，乃愈。肾气丸治脑鸣特效，脑髓即肾精也。

如老人肾气受伤，春夏之间，昼则微觉恶寒，夜则微觉发热，微汗满身，口苦食减，身体疲乏，并无外感、项强、身痛之证，亦宜肾气丸以补肾气，自愈，切不可用发散药以速其死。恶寒、汗出，乃荣卫将散之兆；口苦乃胆汁上溢，肾间阳少不能由左上升，故胆经不能由右下降，中气之败可知。但不宜直接用白术、炙甘草补中之药，因此病之中虚，乃肾气不能生中气的关系。如服肾气丸不效，则肾阳难复，宜多食猪腰汤以补命门相火，自效。此病欲知是否肾气亏伤，可于恶寒之时，用温水泡足，觉身体陡然舒适，恶寒全消者，便是肾气亏伤之象。因足底为肾经涌泉穴，此穴得温，肾阳上升，故恶寒立罢。荣卫根于脾胃，荣卫的寒根于肾气。寒热者，水火之征兆，肾乃水火二气所成也。

消渴，小便多。消者肝木失根，风动消耗津液，故渴；风动疏泄，故又小便太多，是乃难治大病。著者本肾气丸的原理，用辽海刺多的小海参一枚，黑豆一把，煮烂食，极效。因此病乃形质亏损，非草木之力所能挽回。此方一为血肉之品，一为谷食之精，海参大补肾中阳气，黑豆大补肾水，水火均足，木静风平，疏泄遂止。凡肾家亏损及年老肾虚，真有不可思议之妙。凡补品，多数皆有偏处，或生胀满，或生燥热，种种不适，功不抵过。惟此方，服之愈久，神愈清，气愈爽；服之终身，不仅能却病延年而已。海参大补肾阴，又补肾阳，世人只知补肾阴也。煮法：先将海参用温水泡一小时，用手捏去盐渣，换水两大碗，加黑豆一把，微火煮八小时，取出海参，剥去沙泥，肠勿去，连汤食，海参精华全在汤中也。肾家虚损，力可回天。凡病精神不振，饮食减少，补中药服之不受者，可速服此方以补中气之根源，即效。能于子时后寅时前服下，效力更大。凡半身不遂，经脉不通，痞块癥瘕，皆可借子后寅前造化旋转之力，以宏海参、黑豆补肾水火之功，而复中气之旧也。消渴属于热者，小黑豆煮浓汤，常常服之，胜于食凉药。

人于四十后善保肾家，左脉充足，皆能有八十以上之寿。因水足，乃有藏火之处。水亏不能藏火，中气失根，与河图中宫阴数在阳数之外，阴以养阳之理相背，则阳气飞越，中气消散，无药可回也。好食纸烟、鸡鱼、烧酒、牛奶热性等伤阴之物，与燥热之药，亦能使左尺脉少。老人能收附子阳药，皆肾水充足之故，前人谓阴脉旺者必寿，其意深矣。李东垣谓人当四十以后，气当下降，宜升阳之药，此言误人不少。其实四十以后，降气即渐衰矣。降气者，阴气也，津液也，肾水之来源也。东垣错处，《汤头篇》中最多。

凡阴虚，则肝热肺燥，忌食下列各物：燕窝、鱼翅、虾米、鲤鱼、咸鱼、鸡、鸡蛋、牛肉、羊肉、鸽、红糖、甜酒与一切酒、胡椒、花椒、韭菜、生姜、蒜、核桃、茶、烟。以上各物皆伤阴分。

每晚调服鸭蛋一枚，调十分钟，生食，或开水冲服，最能补阴。惟大痈疽未合口者忌之，小疮之属于阴虚者宜之。此方比服补阴药功大，治幼童夜尿特效。

小便不利，有因土气虚者，有因肝阳虚者，有因肺阴虚者。土气虚、肝阳虚者脉微，肺阴虚者脉弱。土气虚者宜服茯苓、白术，肝阳虚者宜服乌梅，肺阴虚者宜服车前草。苓、术除湿补土，乌梅性温补阳，车前性凉补阴，不可错误。阳虚误服车前，败脾滑肠；阴虚误服乌梅，疏泄过甚，小便不止而死。此外则木气结滞，脉象沉涩，亦小便不利，宜《伤寒论》之四逆散，柴胡、白芍、枳实、炙草各一钱，以升降木气，疏通滞气，并养中气，乃效，又非肾气丸所宜矣。微脉、弱脉，详《脉法篇》。

一七十六岁老人，小暑大暑之间，满身发痒，脉虚饭少，行动无力，脉甚润，却散漫。予附子理中丸一钱，二日后，头忽晕，改服肾气丸一钱，一日二服，至立秋约服三两，诸病痊愈，脉亦调整。次年春精神大加，行动如少年。此病身痒，阳气虚也，附子理中乃中虚又寒之法，此病中不寒，故服之头晕；改用肾气丸，由水中补阳，所以病愈。小满大暑之间，正少阳相火之时，此时补起相火，秋后降入水中，所以交春，见效特大。凡服附子理中觉燥，改用肾气丸，此法最佳，最宜研究。相火当令之时宜补相火，所以冬季热药不宜，冬季宜补水也。世人以为夏季炎热宜凉药，冬季寒冷宜食热药，可谓不知医理。

有一人夏季感寒，恶寒甚盛，服阿司匹林，汗出感愈，而胸痞气微，心慌意乱，若甚危险者。脉右关独大，虚松无神，左脉甚细，服附子理中丸梧子大五粒，顷刻而愈。此中寒而兼阴虚，附子理中少许即效；若服之稍多，必病愈而阴虚之病随之起矣。此治法乃中寒宜附子理中，却只宜少服之法。若服肾气丸，于右关脉大之中寒，必不见效。

补益肾气，时方中之还少丹最好。巴戟天、甜苁蓉、楮实子、五味子、小茴香、炒杜仲、山茱萸各一两，以温补肾肝阴中之阳；枸杞、熟地各二两，以补肾肝之阴；山药、茯苓各一两，以补肺健脾；牛膝、远志、石菖蒲各一两，以疏通腠理，使补益之品可无停滞之患，避去附子、肉桂之纯阳，于温补中寓润养之义。蜜丸，每服一钱，饭后服。此方与下文健步虎潜丸，滋补肾肝之妙法也。还少丹并治脾胃虚寒、饮食不思、发热盗汗、遗精白浊、真气亏损、肌体羸瘦、肢体倦怠等症。菖蒲、远志，最疏胸膈滞气，心虚者少用。胸膈气疏，心肾乃交。人见远志的“志”字，遂认为能补心肾，误后学也。还少丹用之于大队滋补药中，正所以疏胸膈之气，以利导滋补之作用。此方偏热，右尺脉少者宜之；虎潜丸偏寒，左尺脉少者宜之。

肾气丸治的小便太多，乃肾中火弱之虚病。故用附片于地黄之中，以补肾水中之火，以培木气之根。木气得根，疏泄有本，故小便减少，以归于常。若手厥阴心包经热实之小便太多，则非黄连不效。厥阴热实，其脉细沉有力，夜半烦躁，口渴汗出，甚则肢冷；舌之中心两旁黄苔两条，时起时退；一夜小便十数次，白日睡醒亦两三次。用黄连者，降手厥阴心包相火也。潘荣武同志少君五岁，病此，用白芍、菊花以清肝热，麦冬以清肺热，生铁落以降胆，黄连以降心包，大效。未用黄连之前，不效也。小便太多，气热则泄动也；夜半烦躁，阳生化热也；口渴，津液伤也；汗出，内热也；肢冷，热极则热聚于内，不能达于外也；舌心两旁黄苔，时起时退，舌乃心之苗，心包热实，热现于舌也；胃热之胎，退则病愈，不时起时退，土气厚重不移易也；心包属火，而来自肝木，木病则进退不定也。白昼睡醒小便亦多，睡则增相火，火增则水热也。脉沉，内实也；细而有力，热伤阴也。此证与肾气丸证，一虚一实，虽实仍虚，用参、术、草、枣、白芍，白芍重用，以善其后焉。

单食甜苁蓉一味，剪细吞服一钱，水火双补，可代肾气丸。阴阳俱虚，形体瘦弱，不能受附子者，此药最宜。白果煨食十枚，亦治肾虚小便太多，此无热之小便太多。

有老人小便不利，服温补肝肾之药始利，而大便反泻不能收纳，此肝肾阳虚，肝木又热。后服生鸡子一枚，生白芍二钱，生知母二钱，乃愈。鸡子以补阳，知、芍以清热也。此人服肾气丸甚热。

炙甘草汤证治推论的意义

此方用生地、麦冬、阿胶、麻仁，凉润之品大补津液，因脉已结代，心已动悸，已现津液燥热之象。津液乃中气旋转之所生，必须中气旋转，津液方能复生；又必须津液滑利，中气方能旋转，此互相关系的。实际上，学者能思维透彻，得到着落，便能解决阴虚用药的困难。因向来治阴虚病的方药，只知凉润，不知补中，及至凉润伤中，仍不能不用凉润，结果中气败完，液干人死。不补津液，中气不能旋转；不补中气，津液无由而生。而补中之药必伤津液，补津液之药必伤中气，故困难也。此结代之脉，并不弦细，与普通脉象一样，如其弦细，脉络枯涩，炙草、参、枣，不易用矣。

茯苓杏仁甘草汤证治推论的意义

时方中之二陈汤，陈半夏、陈橘皮、茯苓、甘草，世皆认为治痰通剂。有以二陈汤治胸中痞塞短气，不见效者，半夏与杏仁之分也。半夏性燥，杏仁性润；燥药伤津，润药养津。半夏只可去痰，不可用以去湿，用燥药去湿，津伤而湿不去；用养津药去湿，津生则气降，气降则湿行也。

湿在人身，如物受潮湿，是满布的，是浸透肉质的；痰在人身，痰自为痰，是离开肉质的。浸透肉质的难医，离开肉质的易医。发汗、利小便，为去湿两大法门，然只能去初病之湿，不能去久病之湿。初病之湿，湿气未将肉质浸透，故可发汗、利尿以去之；若久病之湿，已将肉质浸透，湿气与肉质的津液合而不分，发汗、利小便，皆大伤津液，又须于发汗、利尿之法中，求深细的治法。《金匮》曰：若发汗，大汗出，湿气不去，微微似欲汗出，湿气乃去；又曰：大便坚，小便利，桂枝附子汤去桂加白术主之。湿气与津液合而不分，必发汗而微微似欲汗出，满身潮润，不见汗流，然后湿气与津液分开，湿气乃去；大便坚，小便利，湿气与津液不能分开，必须去桂枝之疏泄小便，加白术以停留津液，使大便润而不坚，小便比较减少，湿气与津液分开，湿气乃去。此深细之治法之功效，只须验之脉象，脉象调和而微小，湿气已去之脉；脉象弦细不调，为湿气未去之脉。湿气之去，全赖整个运动圆而木气和；弦细之脉，整个运动未圆，木气未和也。微微似欲汗出，与小便减大便润，为整个运动圆，经验多时自知。

夏日久雨，一人农事操作，冒雨用力过甚，遂病感冒。自服葱豉汤，体舒而热不退；食无味，惟食糖有味；尿短，脉沉细而涩，热如在骨。继食黄豆四两，已能食粥三碗。一医用大剂茯苓、苍术、厚朴、木通、泽泻等除湿之品，遂失眠，身黄，不能行走，尿愈短，头骨热退，反不能食，身仍热。此病用力过甚之时，而感受湿气，脾肾两亏，病气极深，重服除湿之品，伤其脾胃津液。脾津伤，则阳散土败而身黄；肾津伤，则肾阳不能藏而失眠，不能行走。今津液伤尽，阳无所藏而散去，故头骨忽然不热也；此病尿短，乃阴液不足，肝肾之阳，藏不住而外泄，无力疏泄小便之故；发热不思食，即阳气外泄之据。此时宜用干姜、附子、炙草，兼党参、黄精，阴阳两补，方能回生。学医须学整个的，乃能治病。只知尿短为脾湿，提笔大开除湿之药，致人于死，危险！危险！可类推也。曾见一医治水肿，重用茯苓、泽泻等除湿之药，下咽一刻，胸痛汗出而亡。详《汤头篇》大橘皮汤。

一人身黄、足肿，问其小便长而次数多，其脉两尺如无，医家按湿治，黄肿反加。用阿胶每日服之，至半月尿减少，再半月尺脉起，黄肿渐消。阿胶一味，服至年余，乃痊愈。黄为土色，木主五色，入土为黄，阴虚木败之病也，此方补阴以养木之法也。

酸枣仁汤证治推论的意义

失眠，除因胆经寒外，有胃气不降者，用法半夏五钱、党参五钱、红枣六枚。半夏专降胃逆，参、枣补中气。胃气降，相火乃降，相火降入肾家，故眠也。脉象平和，或右关脉大，无肝胆病证者，便是。

有因胆经热者，半夜手掌发胀，或胆经热肝经亦热，则放屁声大，尿多，左腿痒，用龙胆草三钱，清降胆热，并补中气，即效。

老人失眠，左尺脉细小者，此为真水就枯，甚难治，朱丹溪健步虎潜丸有效。方用制龟板、制鳖甲、大熟地各四两，盐水炒黄柏、炒知母各三两，牛膝、橘皮、锁阳、虎骨、当归、白芍各一两，党参三两，研细末，瘦羊肉蒸烂，同捣为丸。羊肉不拘份量，以能捣和作丸为度。临睡时吞服四两。此方龟、鳖、熟地、党参，补形质之阴；知、柏大寒，补水右降；虎骨、羊肉，补形质之阳，又能温补肝经耗损之气；锁阳敛阳，下归肾水；牛膝、橘皮，引阴药下行以交肾脏；归、芍调木气之升降。此方凡左脉细小，一切阴虚亏损，无不奏效。

一人年五十，好怒，两目不能上视，亦不能左右视，视则头目昏晕，浑身陡软①；每日必吐二三次，并未吐出有何物，饭食减少平日四分之三；舌苔微现润黄色，六脉皆虚，右有弦意，左尺较少。医两年无效。令服健步虎潜丸，一日五两，甫服一日，即见大效，加饭一碗，服至一月痊愈。左尺脉较少，为龟、地、知、柏并用之据。此方妙处，全在羊肉、虎骨，温补木气之阳，以配合龟、地、知、柏，滋补木气之阴。若徒知补阴，不知补阳，相火一败，土气失根，再不能食，便坏。此方亦根据肾气丸之法，加以细蜜之配合而来，此朱丹溪之妙方也。凡阴虚木旺诸病，皆宜此方，须知木之旺，即是木之虚，此方可谓能尽整个圆运动之妙。此病之不能上视左右视者，肝阳旺于上也。肝阳旺于上者，肝阳虚于下也；肝阳之偏升，胆阴之不降也。故滋补阴液、温补肝阳并用，恰合病机；而血肉之品，尤宜虚损之家。研究此方，得其妙处，虚家肝胆之病之法，应用无穷矣。龟甲能降木气偏升之力，亦此病要药。

失眠如由阴虚，糯米粉做成水圆，猪油炸，卧前食半饱，特效。鸡肝白芍方治失眠特效，降胆经，升肝经，通滞气，补阴阳，其力大矣。鸡肝方见前。

小建中汤，将饴糖、红枣加重，于半夜失眠时服之，顷刻即能得睡，可以见睡眠是胆经相火与中气之事也。治失眠病，总以补中温胆为主，补阴为辅；凭脉用药，不必拘执为妥。阴虚之人，有食饴糖作热泻者。鸡蛋、黄油，最通胆管，最能活动身右一切痹着②，饭后服之甚佳。用鸡蛋连壳煮熟，将蛋黄加油炒透，成老黄色，加水将油煮浮于水上，取油服之，能补相火，温暖胆经，其力非药力所能及。

胆经寒失眠至宝——清鱼肝油，补胆经相火，功力大而性平和，每饭后食半匙，极佳；每日食海参一条，猪肉炖食，极效；半夜失眠，枕上嚼食艾叶一二分，极效，皆补相火之意。失眠由于相火虚者较多。

[词解]

①陡软：“陡”通“抖”，身无力发软而颤抖。

②痹着：痹阻附着之病症。

白头翁汤证治推论的意义

曾与一医家同治一白头翁证，医家主用白头翁汤。余曰："脉弱，不能受黄连、黄柏之大苦大寒，宜变通也。"用白头翁、秦皮，而以栀子皮炒过代黄连、黄柏，又加山药、扁豆以益中气，服之而愈。此方服之既愈，则用原方必加脾败之病矣；加山药、扁豆者，平淡之性扶土气，以任苦寒也。

此病，伤寒厥阴肝经阳复生热有之。伤寒里病，一气独胜，病气极盛，故阴经阳复所生之热，其力甚大，非用黄连等大寒之味不能清之。至于内伤肝经病热，左关尺脉小于右，则归芍地黄丸甚相宜。六味地黄丸加归、芍，滋养肝木津液之方也。伤寒一气独胜，详《伤寒读法篇》。

凡用大苦大寒伤中气之药，不惟要审明脉象，尤要审明病人所在地之地气。如夏日多雨，地下之热较实；夏日少雨，地下之热较虚。春夏则地下之热较虚，秋冬则地下之热较实。造化地下的热之虚实，人身中气以下的热之虚实应之，热实故脉实，热虚故脉虚。又如秋冬之间鸣雷，则秋收之阳外散，地下阳少，人身中下亦阳少，阳少则脉虚；冬至后不冷，常起大雾，则冬藏之阳外散，地下之阳少，人身中下亦阳少，阳少则脉虚。冬月阳少脉虚，来春春无所生，阳更少，脉更虚。一直要到立秋、处暑后，太阳射到面的热经秋金收降之力，将它收而降入地面之下，然后地下有阳，然后人身中下阳气渐充，脉乃渐实也。阳实，脉实，病热之病，其热乃实，然后黄连、黄柏的证，乃可用黄连、黄柏之药。西南各地，冬季无雪无冰，气候不冷，重庆且多大雾，地下藏阳不多，医家如仍按书用药，不知审查地气，一定将病治重，而不知何以病重之所以然。常谓"东北方实病多，西南方虚病多"，东北地方冬令严寒，西南地方冬令少冷故也。亦有个人之病，不能一概而论，则内伤之病有之，时令病则大概相同。

《内经·四气调神大论》对于春生、夏长、秋收、冬藏的藏气特别重视，医家却解释错误，使后人学之不得要领。即如香连丸治痢疾，东北各地都效，西南如昆明、重庆、成都，则多不能见效，反加病焉。痢疾服黄连加病者，将黄连易艾叶以温暖肝经，然后效也。此因冬令不冷之地，水中所藏阳热不多，肝阳不旺，化热之元素本少，故畏黄连之寒而喜艾叶之温也。肝阳不虚之人，不在此例。前人立方，根据一地之病证、地气；吾人用前人之方，须审各地之病证、地气。此本书《生命宇宙篇》。所以冬藏不足之地，特别重视也。总以病人脉象为凭。阳虚之地，病人之脉，亦多阳虚也。

人身内伤之病，肝木刚燥之病最多，归芎地黄丸、杞菊地黄丸极合机宜。《王孟英医案》所载养阴诸案可以为法。当归生姜羊肉汤治肝木寒证，白头翁汤治肝木热证，皆少有之肝木病也。前人对于柔肝之法特别注意，初学切不可忽。

薯蓣丸证治推论的意义

木主疏泄，其气本动，木动风生，第一克土气，第二耗水气，第三煽火气，第四侮金气。第一克土气者，木本克土，土气旋转须木气调和，木郁风生则盘塞冲击，土气便不能旋转了。虚劳病，食减、中虚、中郁，即是此理。第二耗水气者，就同有水气的物件，一被风吹，水就干了。肾主藏精，精者津液所成。风木动则疏泄妄作，肾不能藏，津液枯耗也；津液枯耗，腠理不通，百病皆起。虚劳病，发热、出汗、干涩、枯瘦，即是此理。第三煽火气者，乙木上升则化君火，甲木下降则化相火，相火下降藏于水气之中，又为乙木之根气；病风则乙木不升而君火陷于下，甲木不降而相火逆于上。火气者，动气也，再遇风气煽动，故愈煽愈热也；火气生热，灼伤水气，不能藏火，元气消散，中气灭亡。虚劳病，手足心热、潮热出汗、咳嗽、食减而死，即是此理。第四侮金气者，金本克木，木主疏泄，金主收敛，金气收敛，木气乃不妄肆疏泄；金气之收敛虽随中气之右转，亦须木和风静方能行其收令之权，今木气风动，煽火上焚，金气虽欲收敛而有不能矣。金不能收，风气愈泄，水气无根，火气飞越，土气消灭。虚劳病，咳嗽不止，必死，即是此理。故曰“风者，百病之长，五脏之贼也”，因木病而水、火、土、金皆病，故曰风气百疾也。

虚劳之病，其初皆由木气之妄动，其后皆成于金气之不收。盖金收则水藏，金收则甲木下降，金收则相火归根；相火归根，则水气温暖，乙木温和，只生心火，不生风气，甲降乙升，土气松和，中气旋转，各经升降之气，自然调和，诸病自然消灭。是“金收”二字，责任实在不小，金气能收，风木四害皆可不起。所以虚劳之病最忌咳嗽也。咳而不愈，金气全败，收气全消，风遂无平息之望；中气无存，遂难治矣。

所以，此方重用山药补肺金之气，以助收敛，而平风气也。此病此方，于中气旋转、阴阳升降、五行六气、一气回环的圆运动，可以概括。苟深思而明之，虚劳诸病全解决矣。

水火交济则人生，水火分离则人死；分离少者则病轻，分则多则病重。虚劳之病，水火分离，此方则有金木与中土之法，而无水火之法，何也？缘肺金下降则生水，胆木下降则生火，故此方只有金木与中气之法，水火之法即在其中。甲水下降乃生相火之法，不言君火之法，何也？因乙木上升，自生君火，非甲木下降，乙木不能上升，故不言君火，而君火自在其中。故仲景医经，于劳伤各病，皆是金木中气之法。

诸家药性，皆称羌活、独活、薄荷、白芷等好些发散药为驱风药。风者，木气也，木气疏泄则成风，岂有疏泄之病，又用发散之药以增加疏泄，为能治风之理？中医学竟有如此不讲理而众口一辞者，无怪瘟疹用散药将人治死，而不知其所以然也！后学被其害者多矣。

生姜泻心汤证治推论的意义

凡经方寒热并用，皆既有寒又有热之病，不可认为寒热并用乃彼此牵制之意。用药须于“认定着落”四字上求切实之解决。如认定有寒，干姜便有着落；认定不清，则着落不确，含糊用药必加病。

此病主因，总是中气虚寒，不能旋转于中，因而四维的升降停顿，应当上升下降的火成了上逆下陷之热。既成热，必须清去其热，其火乃能升降；又非温运中气，四维不能复升降之常。此等病甚多，将生姜泻心汤的理法玩索[①]有得，应用无穷。

《金匮》黄土汤治便血，用附子、黄芩、灶心土、白术、炙草、阿胶、地黄，既用附子之热性，又有黄芩之寒性；既用灶心土、白术之燥性，又用阿胶、地黄之润性。用附子，因肾水寒，不能养肝木也；用白术、灶心土，因水寒木郁，土气必湿，土湿则木气愈郁愈妄肆疏泄也；用阿胶、地黄，因木郁疏泄，必生风燥，既生风燥，必更疏泄也。各有认定，各有着落，亦非寒热燥润并用，彼此牵制也。人身是五行六气所成的，五行六气是融合的；并不发现一行一气的，是圆运动的。病则六气分离，各现本气，故寒热燥湿风，都发现也。

有人嗜酒，遂病便血，六年无虚日，服黄土汤病反加。其病面黄，左腿足热，左手心热；左乳部微胀，大腹满胀，小腹硬胀，均时胀时消；行动则咳，脉小而短。为处一方：麦冬、白芍、法半夏各三钱，川芎一钱，白术、茯苓、苡仁各三钱而愈。此病面黄，土湿也；左手足热，血去木枯，又阻于湿，木气不能左升则左足热，木气不能右降则左手热；木枯气滞，升降不和，则胸腹胀也。方以术、苓、苡仁除湿建土，麦冬、半夏、白芍由右以润降肺、胆、胃三经，轻用川芎由左以温升肝经。肝胆二经升降调和，风木之气得润，中土之气运化，故诸病皆愈。脉短为气滞，故不用甘草以增滞也。凡黄土汤证，木气不枯，气不滞，脉不短小，不热不胀。此病乃土湿木枯，热而又滞之病，认定土湿，苓、术、苡便有着落；认定木枯生热生滞，白芍、麦冬、川芎便有着落。降药多，升药少，造化之气能降自然能升。升降自如，胀满、热咳皆自愈矣；升降的运动圆，血自不下也。

生姜泻心汤，治伤寒坏病痞证，其复杂情形，非学有根底，于《伤寒论》下过苦功者，不能辨别出此方用药之所以然。但自来医家，有几人能对于《伤寒论》用过苦功者？医家岂有不愿用功学《伤寒论》？整个原文次序愈读愈不明白，于是只有逐章死记之一法。不知整个，如何能知一章？伤寒一百一十三方，三百九十七法，是内伤、外感整个的书，不仅伤寒一病的书。《伤寒论》无法读彻底，此中医所由坏也。本书《伤寒论六经原文读法篇》与《伤寒方解篇》，开自来学《伤寒论》简便法门，不可忽矣。

[词解]

①玩索：研究，探索。

黄芪五物汤证治推论的意义

身左不仁者，荣气衰也；身右之不仁者，卫气衰也。然今日之偏衰，实由前日之偏盛而来，因荣卫相贯，全要平均。荣盛则身右之卫气维系不住荣气，而身向左倾；卫盛则身左之荣气维系不住卫气，而身向右倾。倾者，偏盛之气单独震动，圆运动忽然分开，身体随偏盛之气之一方而倾倒也。但荣当偏胜，只责卫虚；卫当偏盛，只责荣虚。如当时，补其虚之一方以调其盛之一方，则荣卫和合，运动能圆，万无病中风倾倒、半身不仁之事。荣盛而身向左倾，倾后则荣衰矣；卫盛而身向右倾，倾后则卫衰矣。一方偏少，一方偏多，运动不圆，中气遂受其影响。而实中气先弱，不能运化荣卫也。

此等病证，无论右倾左倾，由于卫气偏盛者极少，由于荣气偏盛者极多。卫秉气于肺，肺气能盛，则金收水藏，火秘木静，中气益旺，运动益圆，病从何来？荣秉气于肝，肝为一身动气之主，平日不知珍摄，液亏水耗，木枯风生，木动生热，风热伤金，金不能收，木气更动，此时中气摇动极矣。中气尚能维持本身运动之圆，木气虽动，不过发生木气疏泄之本病而已，何致将整个圆运动的个体忽然震开，致向一方倾倒？此必因又遇一番激刺，方能一动而倒。

当未倒之先，必有先兆，如果头脑眩痛，耳鸣、心跳，眼生金花，少腹干热，半夜发躁，手足麻掣[①]，痰火上冲，行动眩晕，种种阳亢阴亏等象，其脉必右多左少，左且沉细硬涩。必于此时，赶紧用滋津液、润枯燥、去滞塞、养肝木、助肺金、降相火、培中气之药，使气血无阻，腠理流通，动气入于静气之中，刚柔相济，运化能圆，方无后患。如果卫气偏盛，静气可制动气，乃太平之象也；然须本人忌食动阳、燥热、刺激等物，方能生效。

此病血痹，身体不仁，乃形之病。方中只用调和荣卫之药，荣卫流通，血自然不痹，身体自然灵活也；如其舌有腻苔，须兼清理胃滞，加神曲、半夏、槟榔之类。如血痹已久，须兼活血，加桃仁、红花之类；如津液枯涩，生姜辛散亦不宜用，甘草横滞亦不宜用，宜加冰糖以助中气，则芍药得甘味相和，奏功必较易也。

荣卫之气流通，其力极大，每当夜半阳生之时，与天明阳动之际，病人身体常有感觉。如有一次由四维运动归到中脘，病必大愈。盖四维升降，则生中气；中气有力，四维愈能升降之故。

世谓中风跌倒，有中风、中火、中痰、中气、中湿之分，其实火也、痰也、气也、湿也，皆由于风。此风乃本身木气之风，却非风寒之风。平日阴虚阳亢，肺家津液不能养木；木气主动，肺金不能降之，则木动风起，荣盛卫衰，荣卫分离，而成半身不遂。不过因木动中伤，故火、痰、气、湿，随风木之动而起也。于黄芪五物汤，加治风、治火、治痰、治气、治湿之药可也。荣卫不通，必有瘀血，须加活血通瘀之品乃能见效。热加栀子、黄芩，气加青皮、枳实，痰加半夏、南星，湿加茯苓、白术。

如兼阳虚内寒，干姜、附子，尤要药也。惟中风之后，有气闭之证，宜急顺气，详《汤头改错篇》乌药顺气汤中。

此病世医好用时方之防风通圣散，而病加重。因防风通圣散大开大合，大通大散，力量猛烈，乃内风陡起，忽然倾倒，脉实、气实、痰实、热实，闭塞不通之方。如果证与方合，自当见效，黄芪五物汤不合用也。虽实，亦只暂时之实，闭塞稍通，脉象转和，速补中气，调荣卫，乃是治法。

黄芪乃大补卫气，以通腠理之药，力大功宏，非他药可及。整个荣卫之内伤病，身体不足，气血不和，左右内外痹涩者，非黄芪不能医也。其性由右下降，复由左上升，升力多于降力。如津亏、脉细者，忌用；必须认为整个荣卫之病，乃可用之，真能使身体强健也。肺病忌黄芪，性升之故。此点人多忽之。

老人荣卫衰败，每逢气候变化，晴雨不定，感觉全身困乏，口发酸味，用炙黄芪二两，红枣六钱，炙甘草一钱，黑豆二钱，煎服即愈。黄芪、红枣并用，补卫气以运荣血，黄芪又补阳，补三焦相火；炙草补中，黑豆养荣。整个的运动圆，中土阳气增旺，口酸自止。气候变动，宇宙大气个体的荣卫，整个开合错综不定；人呼吸之，故老人多病。时令感冒病，亦是荣卫不足之理，特不可用黄芪以补外感之卫气耳。凡服黄芪，须早晨服；若晚服，则性升动阳，必出他患。

人身整个圆运动的气，称曰荣卫；“荣卫”二字乃气行的地位与作用不同之名称。荣主疏泄作用，卫主收敛作用；荣主血液，卫主腠理；荣主身左，卫主身右。其实人身整个圆运动，是分析不开的；今分析言之，因病机的关系，各有分析的着落也。荣卫关系最大，莫如外感。外感的病，汗出乃愈；荣卫和则汗出，病乃荣卫分也。荣卫为人身整个圆运动，职司在肝肺，枢机在中气，根源在两肾，所以外感之病，有调和荣卫而愈者，有调和肝肺而愈者，有补中气而愈者，有补两肾而愈者。黄芪五物汤的荣卫关系，腠理与血液的关系也。

淡豆豉最开腠理，痛痹者，早晚吞服一钱，日久颇见功效。可以为黄芪五物汤之助，但无补益之功，只有调中之效。

一人用力劳伤，两臂不能举，两膝痛；口淡不思食，六七日不大便，腹不胀；交酉时即悲哭胡说，并不自知，交子时乃止；脉象薄涩而沉，中有一细线着骨不起；好吐酸水。方用黄芪二钱，桂枝一钱，小红枣十枚，当归一钱，法半夏二钱，麻黄一钱。服一剂，臂举十分之六七，膝不痛，食饭两碗，胡说悲哭止，解大便润成条，面上起小粒不痒，口水止，脉转调，细尚有十分之二三。去桂枝，再服一剂，愈。此病臂不举、膝痛、脉薄涩，荣卫虚也，黄芪、当归、红枣、桂枝以补荣卫；悲哭、不大便、不思食、脉沉，阳气下陷也，芪、桂以升阳气；脉细着骨，此卫气不舒而成积也，麻黄舒卫气以开积；好吐口水，阳气陷而胃气逆也，黄芪、桂枝以升陷，半夏以降胃逆；大便六七日解出，仍是润条，阳气不升，中气不运，阳升中运，大便乃下也，芪、枣升阳补中。此病如攻不下大便必死，如用生姜，脉必更涩、更细，如用芍药阳气更陷。此为用黄芪五物加减之一妙法，在麻黄与黄芪、当归同用，否则难效。服药后面起小粒者，卫气外发，卫气外虚，不能作汗也。

人身百病，多系虚、弱、结、滞四个字；人之死也，除热实而死外，非虚弱而死，即结滞而死，或虚弱又结滞，治不得法而死。不论何病，但见脉象虚弱之中有干涩、弦细之象，便是虚弱而又结滞之病。弦细乃结滞之脉，用八珍益母丸特效。八珍益母丸，详《时病本气篇》"恶性疟疾"法中。此丸并能调经、种子，亦补益气血之虚弱，而调气血之结滞也。黄芪五物汤，为荣卫虚弱结滞之法；八珍益母，则气血虚弱结滞之法。一人久咳，胸闷，两臂举动不灵，脉象虚弱弦细，八珍益母三剂，痊愈。以类推之，八珍益母丸所治之病，多矣。脉不弦细去益母。

血痹之人，荣卫不通，遇交节之前三日，或久雨转晴，久晴将雨，身体必大感不适。或忽然心慌，尿多，失眠；忽然便泻，怔忡心跳，异常不安；或指胀、肢痛、胁胀、头晕陡作，遗精、白带，有不能形容之苦。是肠胃中有老积，阻滞营卫腠理，阴阳不通，阴阳隔离。此等老积，多由肝阳偏旺，化风伤津而成。宜用兽炭三五分，空腹吞下，必下污垢如熟藕粉，或坚硬黑物。此人大便内常有异物，与特别干燥之粪；鼻梁与大眼角之间，现有青色；面色必晦暗不鲜，脉必常沉而难活泼，皆宜兽炭消积。用西医打诊法，听其背部、腰部、胸部、腹部声音，左右必有不同。老积在左则左腹音空，在右则右腹音空。空者，老积阻塞腠理，气机流通不匀也。而有积之一方，上而头项，以致胸胁、腰腿，必痞胀常发也。兽炭用瘦猪肉，不用肥的，切细，在滚开水内一汆，色变即起，将水气吹干，以火炒成黑炭，不可留黄色，不可起烟，研末用。此炭比较谷食炭少伤胃，西药房有售者。

黄芪五物汤，治整个荣卫败坏，不惟运动不圆，而且无力运动，以致全身血痹之病。兽炭治肠胃中老积，阻止荣卫阴阳整个运动不圆，因而发生上列各病，善为运用，亦可与五物汤相辅而行，收效较速。凡中年以后，常有疾病，脉不活泼，山根两旁有青绿暗色，必有老积。可于每交节气前三日，吞服兽炭，积在左，吞二分；积在右，吞五分。左积气虚，右积气实也。服后即服猪油白糖，开水冲鸡蛋一枚，以辅之，并连日食之。脉左细而涩者，如食鸡蛋，不加猪油，阴必更伤。鸭蛋最补阴，可单食，不加猪油，冬月卧前食，能补阴以养阳，食鸭蛋须调数百下。凡虚损之家，与老人、小儿，最宜食品治病，宜重视之。不得已而用药，亦须本食品之旨。药虽补剂，亦伤胃气，经验自知。

凡身体一部分疼痛，皆荣卫不调，血痹所致。惟胸骨疼痛，痛至不欲直立，此肾阳不充，难以上交于胸。诸药不治，惟五味吞服三五十粒以补肾，特效。如手膀痛不能举，用葛根、薤白各三钱，炙甘草二三钱，红枣三五枚，疏通手阳明经气，即愈。

[词解]

①麻掣：麻木掣动。

大黄䗪虫丸证治推论的意义

干血为病，与瘀血为病的分别，干血为病的外证：腹满、两目暗黑、肌肤甲错，此是凭外证可断的；瘀血为病外证：如妇人经停、午后发烧、咳嗽食减，男子肌肉消瘦、咳嗽食减、午后发烧、天明汗多，小儿尿如米泔、午后潮热、腹大筋青、面色黄青。小儿夜啼，大人发热一阵，或心慌，或干呕，或无故生气，或五更作泻，或吐泻日久，并不危殆。男子日久遗精，妇人日久白带，皆因膈上停有瘀血而成的病。膈上停有瘀血，升降不能全通，故病以上诸证。用养气养血之药，加桃仁、红花治之，即效。干血在肠胃，既是干的，气血均被阻塞，不能运行，所以腹满、肌肤甲错、两目暗黑，早露睛白的现象。膈上虽有瘀血，瘀而不干，气血运行，大体仍照常通利，所以外证难断也。

尝治一九十老人，眠食、精神俱佳，忽然言语颠倒，絮絮不休，喜动不静，夜亦不眠；诊其脉，右实大，左亦不虚；舌有黄干苔，此瘀血与肝热结于胃间也。用桃仁、红花、大黄、黄连、黄芩各二钱，炙草二钱，两剂而愈。此秉赋过人，六七十时亦曾病此，均服桃仁、红花、三黄，始愈也。

白芍鸡肝方治半身不遂，特效，亦通瘀之故。方见小建中汤证治推论中。

人身气以成形，形以寓气；实则气以成形，形以生气。气化病易治，形质未坏，形能生气也；形质病难治，形质已坏，不能生气也。一面去形质之坏处，一面调气化以生形质，总不离培养中气，以恢复其整个圆运动之法。

大黄牡丹汤、薏苡附子败酱散证治推论的意义

现代所谓盲肠炎病，以割去盲肠为唯一治法。大黄牡丹汤、薏苡附子败酱散，治盲肠炎病，则系运动全身为唯一治法。人身构造复杂极矣，但总不外左升右降，以成一整个圆运动的功能。大病将愈，每于半夜阳生之时，感觉身体左右形成一个太极相抱的圆，此日即大见起色。大黄牡丹汤，所以去圆运动之滞碍，使本身之运动迅速恢复其圆；薏苡附子散，所以培补其本身圆运动之元素，使本身之运动恢复其圆也。人身是无数个细胞组成的，而无数个细胞的运动规则，与最初一个细胞无异，圆运动而已。肠痈病如此，一切病亦复如此。若谓此二方是运动

肠的一部分的不运动之法，离开整个而运动局部，运不动也；虽治局部，仍治整个，此古中医学功参造化之妙也。附子薏苡败酱散证，割之必死。

如疮痈不在腹内，而在腹外，以荣卫为主，以脏腑之虚实、寒热为据。

一人右腹痛，右腿不能伸。医谓盲肠炎，宜速割。诊其脉，沉细不舒。余用四逆散加栀仁、贝母，一剂而愈。四逆散，柴胡、白芍、枳实、炙甘草，柴胡、白芍升降滞气，枳实疏通肠胃积滞，甘草养中以助升降，加栀仁、贝母清热消滞，故愈。病在里，故脉沉；热而滞，故脉细。一剂之后，滞气疏通，脉来活泼，故病愈也。四逆散治肠痈初起，大黄牡丹汤治肠痈将成，薏仁附子败酱散治肠痈已成，各有层次，不可混乱。

疮科书以徐灵胎《外科正宗》、张山雷《疮疡纲要》为最好。按其所用药性，以《伤寒论》荣卫脏腑、中气阴阳、本气自病，虽实亦虚之理求之，认明阳证阴证，勿蹈拔毒外出之谬而使中气消亡，勿犯先时溃口之戒而致荣卫难复，便能学着其好处。疮科非热实、脉实、大渴、口臭苔黄、腹满便结，不可用凉药。凉药败中气，败荣卫，疮家[①]大忌也。

[词解]

①疮家：指久患疮疡之人。

十、舌胎篇

平人舌胎

舌本宽厚红润，胎面呈荷花色。凡无此色的舌胎，中气不足。荷花色，粉白带红，有似腻非腻的一层。五脏六腑皆系于舌本①，故脏腑之气皆现于舌。

［词解］

①舌本：指舌体。

舌的部位

舌尖火，中属土，左属木，右属金，根属水。

舌尖鲜红，此心火不降，脉实者吉，脉虚者病重，重在中气虚不能降火也。脉实者，舌必痛；脉虚者，则有种种衰败之病而不痛。老人舌尖红，用药错，多不利。脉虚之舌尖红，如食凉药即生危险，危险在中气更伤，火更不能降也。

尖与中之间，如现水湿浮聚之形，主胸间有积水；左有黄厚胎，主肝热之积，与胃之左部有积；右有黄厚胎，主胆热之积，与胃之右部有积；根部应常有厚腻，如不腻而是光胎，此肾气虚薄，体气单弱之人也；舌左部肿硬，肝热；右部肿硬，肺胆热；全部肿硬，胃热。

伤寒舌胎

病在荣卫时，舌无胎。

阴脏病时，荷花色变为猪腰浸在水中之淡灰色，虽有淡灰色，仍无胎。此淡灰色，里气阴寒之色也。如淡灰色而舌心有腻胎，此阴寒又兼湿滞也。

阳腑病时，舌胎现有黄燥色，此胃热之舌胎；再燥则转黑色，再燥则胎起断纹，黑上生刺，此胃中热燥至极之舌胎也。此种舌胎，便是大承气汤证，此黑色在舌中心与中心之两旁。若黄燥无黑胎，只可微下，用调胃承气汤：大黄、玄明粉、炙甘草，黄燥亦在舌之中心与中心之两边。若舌胎满黄而不燥者，此非胃热实证，乃湿热病。

凡外感病，数日不愈，必起胃热，即舌上生胎，表气不解，里气必郁之故也。如系大承气汤证之胎，若不下之，胃热更甚，则津液烧干，舌必干缩而现虚象，实极反虚，最宜注意。由实转虚者，当下失下，手足濈然汗出、潮热、腹满痛等证渐渐消灭，只余不大的潮热与拒按之一证。大承气汤，阳盛脉实大，今则不现阳盛脉实，而成阳弱脉虚，舌胎缩小，伸不出来，黑胎缩成一小硬块，此时脉若沉部较多，可用调胃承气汤缓下之；若脉大重按虚少，便不可用承气汤，须用大黄兼理中汤，或加附子，方能下去拒按之点而获愈也。舌既不能伸出，可用指探之，此黑胎黏在舌心成一硬块，此等证使人难下判断，就只凭着拒按一点耳。阴寒里证，舌胎黑润而无胎，以干姜、炙甘草温补中气即退，此种舌胎满黑而润，不似胃热实证之黑在中心。不似胃热实证之黑而干燥，内伤病误服寒药伤中，亦有此胎。

少阳胆经之大小柴胡汤证之舌胎，小柴胡汤证舌胎白润而兼黄腻，大柴胡汤证舌胎则润腻之中兼有干黄。

温病舌胎

温病，病在荣卫无胎；入气分舌胎全白，如满铺干粉，此肺气大热之胎，必燥渴能饮；入血分无胎，舌全红或绛赤；有入肠胃者，则舌有干黄胎。入气分清气分之热，入血分清血分之热，入肠胃下肠胃之热。方详《温病本气篇》。

暑病，舌有少许黄胎，胆经相火之气停留胃中，故现少许黄胎；虽有黄胎，并无燥证，只滞而仍虚之证耳。

湿病，舌胎有薄腻一层，湿润不燥；湿热病，舌胎淡白，或厚腻，或干黄。湿热伤阴，则淡白；湿热聚于胃中，则厚腻；湿热聚久，津液灼伤，则干黄。

燥病，舌胎润而不燥，惟满布黄而腻之胎，亦润而不燥。燥乃敛结之气也，燥乃干燥敛结，燥寒、燥热相兼。以证判之，如《时病本气篇》成都燥病，干姜、麦冬并用之证是也。

胃中燥热，黄胎在舌心两旁而成条形。如不成条形，满舌散见，此病不在胃，而在胸膈之间，须竹叶方能扫除，此胎多不黄而白润也。普通外感舌胎，或白或黄，腻而滋润，只是胃间小有滞气而已，无入胃腑病实之证也。

内伤的舌胎

无荷花色，而现淡灰色，此阳气不足；无论何病，皆属阳虚。如看不准，当参脉象，与病证为断。如舌胎中前左右，有灰色、黑色、淡白色、淡黄色夹杂，而湿润，此中土大败之象。冬末春初，小儿发现此舌，先温补中土；俟夹杂之胎退去，乃按病治病。此种胎，中虚兼肾虚也。

凡舌胎黄腻湿润，去黄腻之药，必须兼温补中气。

凡诊病，无论何病，须看舌胎。舌有厚黄胎少许，干燥者，有一部分胃热，方中须兼清胃热，理胃滞之药，如槟榔、花粉之类。

舌心有黑腻一点，如指大，极腻极密，紧贴舌本，拨之亦看不见肉，此有老瘀血，结在胃中；须用气血双补之药，加桃仁、红花、五灵脂、益母草通瘀，轻用多服乃愈。气血双补，八珍汤最佳，八珍丸更好。丸药服下，与胃中细毛缓缓摩擦，去瘀血之妙法。

舌之红心，有枣核大一块红色，此最坏之证。一些燥热药、补气药，均用不得；用则真阴立竭，多死，不死亦从此病重，无法挽回。此伤真阴之舌胎也，红而干者更危也。

又有病由外感，多日不愈，口苦，舌胎满布黄点，其点甚稀，胎润不燥，服党参、乌梅、麦冬而苦退、黄退者，此胸膈有胆经木火之气，凝聚不降。胎之黄点，乃中虚之现象也。

虫病舌胎

舌上有小黄圈，圈中有一点，此圈不止数个，病重者，下唇内面有好些白点。此种舌胎，其脉必大小不定，忽燥忽急也。此舌胎的原理，不得详细的解释，大约土木二气不和之故。土气开窍于口，土气之中，发现木之动气，故有圈点之形；木之动气，乃虫为之。虫病，秋冬多实，春夏多虚；秋冬阳内入，故实，春夏阳外出，故虚。

阴虚舌胎

胎与舌本均淡白色，牙龈腮内满口肉色、唇内唇外之色、两眼角肉色都一律淡白，满身肤色亦皆淡黄淡白，脉并不细数，有沉而搏指有力之意。此种阴虚，须多日调养，方能转愈。脉沉搏指，是其证据。慎勿误认为阳虚，而服热药以加病。阳虚之胎，灰润不白。

舌胎光绛，阴虚血热；舌本圆而硬，与满舌无津液，或大而硬，伸不出齿，亦阴虚血热。

十一、药性提纲篇

初学用药的提纲

初学用药，可看汪昂编之《本草备要》，明白实在，极为适用。兹将常用者，加以系统的简单说明；先将此说明认识，较有纲领。

中气药

温补中气以炙甘草为主药，性温，有起死回生之功，凡脉虚大而润，或微小而润皆宜；若脉枯细与阴虚诸证慎用，脉实有力者忌用。阴虚而脉枯细，有兼补中之必要者，于滋阴药中斟酌少用，否则，横滞伤阴，中气反因之窒塞，不能运化。小儿不宜重用。补中而不横窒[①]者，冰糖最好，但力小无起死回生之能；白糖养中，较冰糖更平和矣。大枣补中，最补津液，性温，惟有滞塞诸证者不可用。党参补中气，补津液，性平，如有卫气闭束之外感服之，卫气愈闭，为祸不小；水饮病亦不可服，生津助水之故。此外凡补土之药，皆能补中。生甘草性寒，能将中气的运动力量减少也。

中寒，干姜为第一要药，有起死回生之力。古方干姜、炙草同用之证，皆有关生死大病，误用伤阴，为害极大，炮过用，力稍减。生姜亦能温中，捣汁，止呕止吐；外感用之，有伤肺之害，必须完全寒证，肝不燥、肺不热者，乃可用之。蜂蜜炼熟，温中补液，惟无运化之力；生蜜寒中。

调中理滞，食滞用神曲、麦芽、山楂、槟榔、草果，俱炒过用。神曲、草果皆性热，余性平，凡舌上有黄白腻苔，皆宜。气滞用砂仁、蔻仁，用量愈轻愈好。淡豆豉，调中理滞，其性阴柔，温燥病妙品。

中寒乃常有之事，中气最怕病热，中气如热，胃中阴不包阳，阳气飞散，即死。本人好食热性食物，与医生好用热性之药，日久，中气遂热，可怕；治之之法，养肺阴，养胃阴，降胆经，与温补中气并重，可愈。饭后胸下热，即中气热也。

[词解]

①横窒：横滞、窒塞。

脾胃土气药

补脾胃土气，白术为主药；宜用、慎用、忌用之脉，与炙甘草同；性平，不可用土炒，伤其津液，以增燥性；脾胃无滞者合用，有滞之吐泻，忌用。其次则山药、扁豆、薏苡，皆补土气，性味平淡，兼能除湿。凡除湿之品，皆伤津液。苍术除湿，性燥，兼能发湿气之汗；茯苓除湿，其性平而刚；猪苓、泽泻除湿，性柔，小便利者、肺津亏者皆不可用。除湿之药，皆于土气有益；然土虚无湿，切不可用，以伤脾胃津液，致土气更败也。凡补土除湿之品，阴虚慎用，忌用。半夏、藿香，平降胃气；赤石脂善收滑脱，平和妙品。冰硼散，口舌诸热，擦之特效。

肺与大肠金气药

补肺金，山药为主药；其性平和，最助肺金收敛之气，并能利尿。利尿者，金气收则水归膀胱也。肺虚而燥者，以阿胶之滋润辅之。凡补中补土之药，皆于肺金有益，土生金也；凡补肺之药，皆补大肠。

红枣补肺，能填补伤损。糯米最补肺阴，落花生润肺通滞，杏仁温肺降气，马兜铃润肺降热，麦冬清肺开结，桔梗排脓降肺。至若旋覆花、枇杷叶、桑叶，皆性燥，皆普通降肺之品，虚人都不宜用。款冬花、紫菀性润，降肺甚好；葛根升大肠金气，性凉；薤白降肺金，性温，合并用之，能将整个金气的升降活动起来。如膀臂酸痛，二便不通，均有特效。

肺脏内积有实热，轻则瓜蒌、贝母，重则生枳实最妙。槐实清金气之热，咳血最效。中寒者，辅以冰糖、红枣或山药、扁豆。黄芩清肺热，极寒中气，初学莫用；知母清肺，只宜少用。竹叶清降肺胃，功效特殊。舌上白霉之时气，与瘀胀病，非竹叶重用不效。

肝胆木气药

补肝胆木气，当归、川芎、地黄、芍药合用为主药，芎、归补木气之阳，芍、地补木气之阴；当归性散益肝，芍药性收助胆；川芎温升，地黄凉降，乃木气整个圆运动之药，于土气药中用之，如八珍汤善治诸虚者，中土运于中央，木气升降于四维之功也。芍、地能助金气之收，助水气之藏，芎、归能助火气之长，凡能善用八珍汤之医家，其成绩必有意想不到之妙。芍、地性寒，芎、归性热，当归润肠，脾湿忌用。阿胶润木气、助收敛、止疏泄，功效无匹，脾湿肠滑忌用。

温补木气，乌梅第一，发热，舌无黄苔而尿短者，极效。发热则胆经逆、相火虚，乌梅补胆经相火，而降之使下也。山茱萸温补木气，善于收摄。酸枣仁专补肝胆，收敛相火。首乌温补木气，能通能敛。艾叶温肝经，暖下部，能通十二经。丹皮能除血中伏热，性平功大，妙品也。

秦皮性寒而涩，最清木热，下焦不收宜之；白头翁，寒能凉血分，苦能坚下焦，与秦皮合用，故治热痢。龙胆草大泻肝胆之火，并除下焦湿热，实证乃可用之；普通肝胆病热，芍药、生地二味已足运用。鸡助肝热，为害甚大；鸡汤一大碗，兑好烧酒二两、生姜二两，能将肝经之热，运到胆经，以成木气的圆运动，妙品也。生姜、烧酒，俱往右降，由右下降入肝经，再由左升入胆经，胆经能热，肝经乃不偏热耳。羊肉温润木气妙品，广西独不可用，冬月食之，病热泻。吴茱萸温补木气，大热善通，其力极猛，初学莫用；细辛温降寒水，最益木气，最伤津液，初学莫用。苦楝子能去木气实热，肝病脉沉相宜。防风性平，乃疏通木气，使之不郁，防其生风之药；质润而力散，疏泄之病忌之。世认为防外来之风，防外来之风，必如桂枝汤之芍药，乃合理也。

肾家水火二气药

补肾水，以熟地、龟板为主药，女贞子亦效，性均平和。黄精滋补脾肾津液，最宜水亏之家；补肾火，以韭菜子、菟丝子、甜苁蓉、巴戟天，温而兼润为宜。五味子大补肾阳，性较刚烈。善通少腹之滞塞，肺病忌用。海参、大虾，温而润，补的力量太大，和以白糖，能增圆运动之力，不使其热性偏于一方，而成阳盛化热之害。凡补肾火，须带水性之温药；非真系水寒无火，不可用刚燥之附子。

君火相火药

补君火之药，皆温补肾家之药，水中阳足，君火自足；补相火之药，皆温补肾家之药，心包相火亦来自肾家。清君相二火之药，黄连为主药，大苦大寒，误用杀人，初学莫用。必要用时，以栀仁代之，由心包屈曲下行，功用极妙。柏子仁清降心火，润肝润肾，和平妙品。远志极伤胸部津液，初学莫用。肾热者，栀仁、知母最佳。

外感荣卫药

外感荣卫病，卫病收敛，以麻黄为主药，疏泄之力极大，凡皮肤、腠理、筋骨、关节，无所不到；虚人、小儿、老人，虽轻用亦不可。凡卫气闭束、恶寒之病，可用薄荷、苏叶、荆芥、葱头以代麻黄，疏泄力小。非真麻黄汤证，莫用麻黄。荣病疏泄，以芍药为主药，苦寒伤中，须用甘温之药以和之。凡一切外感发热，鼻不塞，脉不紧，依温病为治；黄豆、黑豆为主药，润降肺胆，平疏泄，兼养中气；大便滑泻，忌用。山药、扁豆合用，能代炙草、大枣。凡恶寒发热之病，多日不解，须看舌苔，有黄苔而脉沉，即须用清解之药，按证施治。至于羌活、独活、白芷、升麻，性燥气升，不合荣卫生理，千万莫用。

黄芪大补卫气之阳，乃疮科补虚之药；内伤病，关于荣卫不足，运动不灵，如黄芪五物汤之证，乃可用之，肺虚忌用。世以黄芪、当归并用，为气血双补，多有流弊；肺气主降，黄芪性升故也。

柴胡解少阳经气之结之药，性升而散，最伤肺气，脉象沉聚之肝胆病，如《伤寒论·厥阴下篇》四逆散之证，乃可用之。因发热恶寒的病，不止伤寒病小柴胡汤一证也。

常用药中特别注意药

附子性热，乃补阳、温水寒之药，非补肾之药；巴戟天、苁蓉等，才是补肾之药。非将《伤寒》《金匮》有附子各方研究清楚，不可使用。如非阳气虚少、水气又寒之病而误用之，且有将中下阳气引出之患，与拨动木气、煽动心气之患，其患大矣。

大黄性寒，乃攻下肠胃燥热、结聚实证之品，须有舌苔干黄、腹痛拒按之证，乃可用之。若仅舌苔干黄，肠胃并无燥热、结实、腹痛拒按证，只可少用二三分以清燥热；否则肠胃无有燥热、结聚实在之物以当之，必至将人泻死。

芒硝性热，用萝卜制，名玄明粉，泻性速过大黄；世乃认为性寒，名实不符。《本草备要》谓“芒硝能化七十二种石为水”，又曰“玄明粉，实热忌用”，因其热也。有用玄明粉代西药泻盐用，泻后常有伤阴出汗，须用凉药清热，汗乃能止者，可见也。

枳实性寒，下气猛烈，虚家忌用；厚朴性热，最能下气，最伤阴液，最伤元气，慎用。《伤寒》大承气汤，为攻下肠胃燥热、结实主方，大黄、枳实之寒，配以芒硝、厚朴之热，寒热并用，作圆的运动而下，是定法也。

生石膏乃清散金气燥结之药，寒中败阳，误用杀人；必须将《伤寒论》白虎汤与本书《时病本气篇》痧胀证研究清楚，乃可用之。初学如有用之必要时，可用麦冬代之，麦冬亦清散金气燥结妙品。

桃仁性温，最攻瘀血，较红花平和，初学莫用红花与三棱、莪术。益母草散血力大，脉虚慎用。乳香、没药通滞攻瘀，可少用。

芫花、大戟、葶苈、甘遂、巴豆，攻水力猛，初学莫用。

木香、香附，皆调木气之品。木香最助疏泄，伤阴液，只宜轻用，莫过一钱。

使君子杀虫伤肝，钩藤寒中，蝉蜕破肺，小儿忌用。世人惯用以害小儿，可恨。

五灵脂善化瘀血，产后腹痛按之更痛者，吞服五分至一钱，立效。

龙骨、牡蛎，收敛浮阳，降胆热，去滞塞，性平，忽然脉象浮大异常者，速速用之。

十二、伤寒论方解篇

导言

读《伤寒论》者只喜读方，最怕读文；文无理路可寻，方有病证可按也。虽有病证，仍无理路可寻。前代儒医徐灵胎谓《伤寒论》只可一章一章读，不能整个读。夫所谓论者，乃整个论，非一章一章论；如按章去读，不读整个，何论之有？徐氏尚不能寻出文的理路，其他更不必道矣。本书《伤寒读法》已将整个理路寻出，读者称便；兹于方中寻出整个理路，读者由方以求文，其兴趣必有更多于先读《伤寒读法》者。如此则中医人人皆能读《伤寒论》，然后中医学可告成立。

著者识

上篇

荣气本病方

桂枝汤

芍药、桂枝、炙甘草、生姜、大枣

荣气疏泄，则汗出；胆经不降，相火上逆，则发热、鼻鸣、干呕；荣卫分离，则头痛、项强。发热汗出，津液必伤，表阳必虚；荣卫分离，中气必虚。芍药降胆经，降相火，敛荣气之疏泄；炙草补中；姜、枣补中生津；桂枝调荣卫，实表阳也。风伤卫气，卫气减少，荣气加多，故荣气与卫气分离，而荣现疏泄之病。缓脉，乃疏泄向外之象。

原方份量载在世行本《伤寒论》。原方一两，可同今之一钱。枣有大小不同，原方十二枚，可用今之六钱。

卫气本病方

麻黄汤

麻黄、杏仁、桂枝、炙草

卫气收敛，则无汗恶寒，体痛、腰痛，骨节疼痛；肺气不降，则呕逆而喘。荣卫分离，中气必虚；卫气不开，表阳必虚。麻黄泻卫气之收敛；杏仁降肺气之逆；炙草补中气；桂枝调荣卫，达表阳也。收敛之病，气机滞塞，故不用枣，既不用枣，亦不用姜矣。寒伤荣气，荣气减少，卫气加多，故卫气与荣气分离，而卫现收敛之病。紧脉，乃收敛向内之象。

荣卫双病方

桂枝麻黄各半汤

芍药、桂枝、炙草、生姜、大枣、麻黄、杏仁

脉虚不缓不紧，却微恶寒、微发热，而身痒，身痒为荣卫俱虚，欲自解而未能。麻黄汤与桂枝汤减轻份量，双解荣卫也。

荣卫双病气虚方

桂枝二麻黄一汤

桂枝、芍药、炙草、生姜、大枣、麻黄、杏仁

寒热如疟，日仅再发，此卫气之虚。双解荣卫，减轻麻黄，轻泄卫闭也。

荣卫双病津虚方

桂枝二越婢一汤

桂枝、芍药、炙草、大枣、生姜、麻黄、石膏

形作伤寒，作渴，而寸脉弱，此津液虚而生燥也。双解荣卫，减轻泄卫之麻黄，加石膏以清燥也。麻黄、石膏，能发越痹着。“越婢”二字，想系“越痹”二字之误。

荣卫双病兼里气湿寒方

小青龙汤

麻黄、桂枝、芍药、炙草、半夏、五味子、细辛、干姜

荣卫不解而心下有水气，以至胆经不降而干呕、发热；相火不降而作渴，欲饮水，水入仍吐；胃气不降而作噫；水入肠胃而作利，小便不利，少腹满；肺气不降而作喘，水气上冲而作咳，皆平日中下阳虚，寒水上凌阳位之病。此寒水，乃中下皆寒而来之水。

麻、桂双解荣卫之郁，炙草补中气，细辛、干姜、五味、半夏温降寒湿水气，干姜温脾阳，以杜[1]其入脏。小青龙之咳，喉间作痒，清水中夹稀痰。小青龙汤加减法，详世行本《伤寒论》。

荣卫双病兼里气燥热方

大青龙汤

麻黄、桂枝、炙草、生姜、大枣、杏仁、石膏

如非中风，而是脉紧、恶寒、无汗之伤寒，平日胃气燥热之人，卫气闭于外，烦燥生于内，甚至燥极伤津，身重，乍有轻时。麻黄、杏仁以泄卫，桂枝以和荣，石膏以清燥，炙草、姜、枣以补中。因脉紧，故不用芍药之敛也。石膏清胃燥，以杜其入腑。杜其入腑云者，杜其腑热之成也。误服石膏亡阳，须以真武汤救之。

荣卫病罢里湿方

五苓散

茯苓、猪苓、泽泻、白术、桂枝

无恶寒发热、项强之荣卫证，而发热心烦，渴欲饮水，水入仍吐与心悸，皆水湿隔阻，相火不降之故。术、苓、泽泻、猪苓以泄水湿，桂枝助肝经之疏泄以行水。湿去火降，故吐止、热止、悸止也。

荣卫病罢里湿表虚方

茯苓甘草汤

茯苓、炙草、桂枝、生姜

汗出不渴，表阳虚也；汗出而渴，表虚兼里湿盛也。汗出不渴，虽属表虚亦有里湿，茯苓泄湿，生姜、炙草温中，桂枝实表阳以止汗出也。燥渴为阳实，湿渴为阳虚，湿阻相火不能下降，相火灼金，故渴。

荣卫病罢里燥方

白虎汤

石膏、知母、炙草、粳米

伤寒而外有大热，相火外出，里气必寒；里热实则热聚于内，不浮于外，故外无大热。肢厥有阳证、阴证之分。阴证，里阳虚，阳虚于内，不能达外，故肢厥，其厥有如冰冷；阳证，里阳实，阳聚于内，不能达外，故肢厥，其厥不如冰冷，不温而已。阴证，脉微细而沉；阳证，脉滑而实，或沉而实。阳明燥热，故滑而实也。

石膏、知母清阳明经之燥，粳米、炙草生津液而补中气也。

白虎加人参汤

白虎汤内加人参。

白虎证，渴能饮水，虽能饮水而口仍燥，此燥热伤津之所致，非补气不能生津，于白虎汤内加参以补气，由气生津也。荣卫表病，未曾汗出而成五苓白虎证者，服五苓、白虎，必汗出而解，里气和，则表气和也。湿渴，饮水仍吐出；燥渴，饮水不吐出。

太阴脾脏本病方

四逆汤

炙草、干姜、附子

此太阴脾脏之本气病也。太阴脾脏土气湿寒之人，表气的荣卫分离，里气的脾脏即郁，而现本气之病。

干姜、炙草温补中气，温寒除湿，以复土气之升降；附子温水回阳，以培土气之根。凡用四逆汤，皆阴寒、阳亡之病也。

少阴肾脏本病方

附子汤

附子、白术、茯苓、人参、芍药

此少阴肾脏之本气病也。少阴肾脏病则水寒灭火，火灭土败，阳气微少。尺脉微细，但欲寐而不能寐，背微恶寒，骨痛，脉沉，皆阳气微少，阴寒之象。水寒土败，则木枯克土。平日肾脏虚寒，阳气不足之人，表气的荣卫分离，里气的肾脏即郁，而现本气之病。

附子回阳补火，白术、茯苓补土，人参补中气，芍药安风木，解骨痛。附子最动木气。

阳明胃腑本病方

调胃承气汤

大黄、炙草、芒硝

恶寒发热之荣卫表病，已经三日，已经发汗，却汗发不透彻，而发热更加，蒸蒸然手足出汗，脉现实大之象，此平日胃热阳实之人，荣卫的表病不解，脏腑的里气偏郁，腑热自现本气之病。若由蒸蒸发热，肠胃津液灼干，肠胃有了燥屎，变成潮热谵语，腹满痛拒按之大承气汤下证。如成下证，则病重矣；必须于胃热未曾全实，但蒸蒸汗出发热之时，用调胃承气汤。

大黄、芒硝平胃热，炙草养中气也。曰调胃者，调和胃气，不敢攻下；使热退，不成下证也。

大承气汤

大黄、厚朴、枳实、芒硝

如当调胃承气汤证时，不予调胃清热，则胃热愈实，便成燥屎、腹痛拒按、潮热、谵语等等之大承气汤证，当用大承气汤之攻下燥屎法。

大黄、芒硝攻下热实，枳实、厚朴开通滞气也。大黄性寒，芒硝性热，枳实性寒，厚朴性热，寒热混合，则成圆的运动。以圆运动的原则为下法，此大承气汤之微旨。

小承气汤

大黄、枳实、厚朴

如应用大承气汤攻燥屎，但不知屎已燥否，可用小承气汤试探。已有燥屎，服汤后必放屁；如不放屁，是无燥屎，无有可攻之物，则不可用大承气汤。

小承气汤，即大承气汤去芒硝之滑泻，减轻厚朴之辛通也。

[词解]

①杜：防止。

中篇

荣卫本病方

桂枝汤

方见前。

卫气不共荣气和谐，只有疏泄而无收敛，故自汗；荣气和者，荣气自和不与卫气和也。发热汗出，为荣弱卫强。荣气疏泄，自伤本气，故曰弱也；卫气不与荣气交和，故曰强也。邪风即荣气偏于疏泄之气，非外来之风。

故以芍药敛荣气之疏泄，以息邪风；桂枝实表阳；炙草、姜、枣补中气也。“发汗”二字，误却后人不少，收敛之性如何能发？“发汗”宜作“调汗”读，荣卫调和，则汗出也。烦为阳气胜，先刺风府[①]以泄阳，俾桂枝汤奏全功也。

麻黄汤

方见前。

卫气闭束，则肺金不降而病衄。

麻黄汤发汗以泄卫闭，则肺金降，不病衄。紧者，卫闭之象也。既是伤寒，卫闭恶寒，用麻黄汤发汗，宜解；半日许复烦，脉浮而数，应再用桂枝汤降胆经以去烦，而和荣卫，不可再用麻黄也。

荣卫兼阳明胃腑之经气病方

桂枝加葛根汤

桂枝、芍药、甘草、生姜、大枣、葛根

荣卫表气与阳明胃腑之经气同病，发热、恶寒、头痛、项强、汗出、恶风，荣卫病也；项背几几硬直，向后反折，阳明经气病也。桂枝汤解荣卫，葛根解阳明经气也。葛根清凉升散，专升手阳明经；手阳明升，足阳明自降，故葛根为阳明经病主药。

葛根汤

葛根、麻黄、桂枝、芍药、炙草、生姜、大枣

若荣卫病恶寒无汗，又见阳明病之几几；桂枝汤加葛根，以升散阳明经气；加麻黄，以解卫气之恶寒无汗也。若此证又见下利，此亦阳明经气下陷之热利，仍用此方以升散阳明下陷之阳气，而调荣卫之气。表病兼下利，非里病，乃经病，乃表病也。

葛根加半夏汤

于葛根汤内加半夏。

若葛根汤证不下利而呕，此手阳明经气下陷于后，因而足阳明经气上逆于前。故用葛根汤以解荣卫表气与阳明经气，加半夏降足阳明经以止呕也。

麻黄汤

方见前。

荣卫与阳明胃腑之经气合病，喘而胸满，宜麻黄汤泻卫气之喘满，不可下也。单是阳明经气病，脉浮无汗而喘，亦宜麻黄汤发汗。卫气乃肺金所司，喘者，肺气因卫气之闭束而上逆，故宜麻黄也。

桂枝汤

方见前。

阳明病脉迟，迟者，缓实之象；既缓实，似近于可下之证。然汗出多，又微恶寒，是有表证，宜桂枝汤发汗以解表也。

总而言之，表证未解，总宜解表，解表用桂枝汤也；若误下之，此为大逆。如便硬而脉浮大，亦不得因便硬而言下；浮为表证，亦宜桂枝汤发汗解表。至于伤寒六七日，不大便，而头痛有热，此胃热实象，宜调胃承气汤以和胃；若小便清而不赤，仍是表病，并非里病，仍用桂枝汤以解表。若头痛无热，则胆经上逆，必衄，亦宜桂枝汤以降胆经也。

大承气汤

方见前。

烦热，汗出则解；又如疟状，日晡发热。日晡发热，乃阳明燥，其脉当实，宜以大承气汤下之；如不实，仍是荣卫表病，仍宜桂枝汤。

调胃承气汤

方见前。

表气郁极，则战而后汗解，将战之先，其脉阴阳俱停；如不战汗②，而寸脉微者，先出汗而病解。但尺脉微者，热伤津液，必用调胃承气汤以和胃热，使阴阳和平，其病乃解。阳脉微，胃腑之热不实也。

太阴脾脏本病方

四逆汤

方见前。

太阴脾脏与荣卫同时为病，当先用四逆汤以温脾脏，俟脾脏之下利、腹胀愈后，乃用桂枝汤以解荣卫之表，此大法也。其实四逆汤服后，脾脏之病愈，荣卫之病亦随之而愈；因里气为表气之本，里气之阴阳和，表气的阴阳亦随之而和矣。脾脏与荣卫同时为病，先温里后解表，与胃腑与荣卫同时为病，先解表后攻里，是对待理法。脾脏病阴寒，脾脏之阳未复而先发汗，里阳愈虚，荣卫内陷，则成坏病。此法关系极大。胃腑与荣卫同时为病，详下文。

桂枝汤

方见前

太阴病，脉浮者，可发汗。此处之桂枝汤是陪辞，太阴脏病忌发汗；脏病脉浮，更忌发汗。

少阴肾脏本病方

桃花汤

干姜、赤石脂、粳米

少阴病，下利，便脓血，腹痛，小便不利，此因火败而病湿寒。干姜温寒去湿，赤石脂以固脱陷，粳米以补津液也。

真武汤

茯苓、白术、附子、生姜、芍药

少阴病，腹痛，下利，尿短，四肢沉重疼痛，此为内有水气，水气由水寒、土湿、木郁而生。附子补火回阳以温水寒，术苓泄水补土，芍药润木，生姜温中。附子汤有人参，此方无人参，参能生津助水也。

白通汤

葱白、干姜、附子

少阴下利，水土寒而阳气不升也。干姜、附子以温水土，葱白以升达阳气而止利也。

白通加猪胆汁汤

于白通汤内加猪胆汁、人尿。

少阴下利，脉微，与白通汤，若利不止，厥逆无脉，而又干呕，烦躁，是下寒上热，阴不藏阳，阳气上越。葱白、附子、干姜以温回阳气；加猪胆汁、人尿凉降之物，引姜、附之热性与上越之阳气下行，且益阴以藏阳也。

通脉四逆汤

方见前。

下利清谷，肢厥，脉微，不恶寒，面色赤，腹痛，干呕，咽痛，利止，脉不出[③]，皆中气虚寒之至。宜于四逆汤重加干姜，以温补中气，中气复，则脉出也。不恶寒，阳越于外，外不恶寒也。

少阴肾脏与荣卫同病方

麻黄附子细辛汤

麻黄、附子、细辛

荣卫表病初得，少阴肾脏里病即动，表证则发热，里证则脉沉。曰少阴病者，必有但欲寐、背恶寒等少阴证在也。麻黄以解表，附子以温里；肾脏病则寒水灭火，细辛以温降肾家上凌之寒水也。细辛是降药，非散药。此病不可发汗，麻黄和胃而已。

麻黄附子炙草汤

麻黄、附子、炙草

荣卫表病，少阴里病，同时施治，须用炙草以补中气也。少阴病不可强发汗，发汗，口鼻眼目出血，为难治矣。

四逆汤

方见前。

少阴病，脉沉者，急以四逆汤温之。曰急者，言不可发汗也。

阳明胃腑本病方

调胃承气汤

方见前。

发汗后恶寒，为肾阳虚，不恶寒而恶热，为胃阳实，宜调胃承气汤以和胃也。阳明腑病，未曾吐下伤津而心寒，是胃有热，宜调胃承气汤。大黄、芒硝轻泄胃热；胃热未实，炙草补中气也。

小承气汤

方见前。

太阳病时，吐下发汗，伤其胃中津液；津伤生烦，又加尿多，津液更伤，以致大便成硬。心烦而大便硬，是已成阳明胃热之证，宜小承气汤轻下胃热也。阳明病脉迟而实，汗出不恶寒，身重短气，腹满而喘，潮热，此表证已解，里热已实，可以攻里。再看其手足濈然汗出，手足秉气于中土，中土热实则手足汗出，是大便已硬，可用大承气汤以攻里。若汗多发热而仍恶寒，是表证仍在，其热不潮，不可用大承气汤。但虽不可用大承气而腹大满不通，是胃热已实，可与小承气汤微和胃气。

[词解]

①风府：督脉经穴名，在项后人发际1寸，在枕骨与第一颈椎之间，可治头项强痛、中风、偏枯、头疼项强等症。

②战汗：颤抖汗出。

③脉不出：指脉搏沉微断绝，候之不出。

下篇

荣卫坏入太阴脾脏病方

四逆汤、桂枝汤

方见前。

荣卫表病只宜汗解，若不汗解，而误下之，下伤太阴脾脏，而泻利不止，却又有荣卫之身体疼痛表证。虽有表证，不可治表，当急救里，宜四逆汤以温太阴，然后用桂枝汤以解表也。

新加汤

桂枝、芍药、炙草、生姜、大枣、人参

发汗之后，身痛而脉沉迟。发汗伤损中气，故脉沉迟；发汗伤津，津亏不能养木，木枯风动，故身痛。桂枝、白芍养木息风，草、枣补中，加芍药润木枯，加生姜行经脉，加人参补中气而生津液。

五苓散

方见前。

发汗之后，脉数，烦渴，发汗伤及太阴，太阴湿起，阻格相火不能下降，故烦而渴；脉数者，虚也，故以五苓泄太阴之湿也。若发汗后脉浮，小便不利而微热、消渴，此渴亦太阴之湿也；微热、脉浮，亦湿格相火也，故以五苓泄太阴之湿也。若病在表，不发汗而以冷水潠[①]之灌之，肉上粟起，欲饮而反不渴，亦太阴湿溢于皮肤，亦宜五苓泄太阴之湿也。

文蛤散

文蛤

文蛤善入太阴，而去皮毛之水湿也。

白散

桔梗、贝母、巴豆

痰实结在胸间，巴豆、桔梗、贝母破痰实也。此方乃结胸之方，应移在下文“结胸”条后。此处系荣卫坏入太阴之经病也。

三物小陷胸汤

黄连、半夏、瓜蒌实

痰实有寒热之分，白散所治为寒痰，此方所治为热痰。黄连、半夏、瓜蒌清扫热痰也。此方应移下文痞证后。

桂枝去桂加白术茯苓汤

芍药、炙草、生姜、大枣、茯苓、白术

头项强痛，有因荣卫不和者，有因湿气郁阻者。小便不利，湿也；湿阻胆经下降之路，故心下满痛而微发热。宜桂枝汤去桂枝之调荣卫，加白术、茯苓以去湿，仍用芍药降胆经，炙草、姜、枣补中气也。

厚朴姜夏参甘汤

厚朴、生姜、半夏、炙草、人参

发汗伤中，脾家阴湿已起，故腹胀满。参、草补中，厚朴、生姜、半夏温散阴湿也。

桂枝加厚朴杏子汤

桂枝汤内加厚朴、杏仁。

表病攻里，故表病不解而加喘满。桂枝汤解表，加杏仁、厚朴温降肺胃，以消太阴之喘满也。

荣卫坏伤中气方与中复木燥方

干姜炙草汤

干姜、炙草

自汗、尿多、心烦，津液已伤，反用桂枝汤加附子，增桂枝以发汗，津液更伤。无津液，则阳无归；而中阳亡，遂肢厥，咽干，吐逆，躁烦。干姜、炙草温补中阳，中阳恢复，厥躁等证乃止。

芍药炙草汤

芍药、炙草

中回[②]之后，津液未复，木气枯燥，故脚不伸。芍药、炙草以润木液，其脚乃伸；用承气汤使大便微溏，阳明结消，谵语乃止。若重发汗，复加烧针，因而阳亡谵语者，宜四逆汤以回阳也。

荣卫坏入少阴肾脏方

桂枝加附子汤

于桂枝汤内加附子。

发汗后，汗漏不止，阳之风动，故恶风，尿难，肢急。附子回肾阳，芍药息风敛阳，炙草、姜、枣补中气也。

芍药甘草附子汤

芍药、炙草、附子

发汗而表病不解，反恶寒，此恶寒乃肾阳虚也。附子以补肾阳，芍药、甘草以解表也。

桂枝去芍药汤、桂枝去芍药加附子汤

桂枝汤内去芍药。

荣卫表病，误下之后，脉促、胸满。脉促为表未解，胸满为胆经寒。桂、草、姜、枣以解表，去芍药之寒胆经也。若脉促、胸满而又恶寒者，此恶寒乃肾阳虚，去芍药，并加附子以补肾阳也。

真武汤

方见前。

荣卫表病，发汗，汗出不解，仍发热、心悸者，肾阳伤、水湿起也。水寒，则木气拔根而克土，故头眩、身瞤动也。身瞤动者，风木动也；土败肾寒，中气失根，故振振欲擗地[③]而居也。苓、术补土气，附子温水寒，芍药息风木，生姜温中降逆以止眩也。芍药、生姜并用，可去芍药寒中之弊。水寒土不败，风木不至动到如此地步，故息风须兼扶土，此为大法。

茯苓四逆汤

茯苓、人参、炙草、干姜、附子

发汗之后，若又下之，表病不解，又加烦躁，阳亡而土湿也。四逆汤，加人参以回阳，加茯苓以去土湿也。虽有表病，却不治表，以烦躁乃阳亡之事，故以回阳为主。

干姜附子汤

干姜、附子

汗下亡阳，阳虚则昼日烦躁，夜乃安静。大气之中，昼则阳出，夜则阳入，昼阳气少，夜阳气多；人身亦然，故昼烦躁而夜安。干姜、附子以补阳也。

禹余粮丸

原方阙载。

重发汗以亡肾阳，肾阳不能交心，则恍惚心乱；阳陷不升，则小便后阴痛。当是温补肾中之法，禹余粮收摄阳气也。

桂枝甘草汤

桂枝、炙草

发汗过多，心悸欲得按；汗泄肾阳，木气拔动，风动而冲于上也。风木之气，即肝木之阳。肝阳下陷，则肝风上冲；肝阳上升，则肝风自平。桂枝升肝阳，炙草补中气。肝风冲到上部，中虚极矣；心悸得按，奔豚之渐[4]也。

茯苓桂枝甘草大枣汤

茯苓、桂枝、炙草、大枣

汗伤肾阳，肾阳乃木气之根。肾阳伤，木气失根，则肝阳下陷，而肝风上冲；其人脐下悸动，乃肝风上冲，欲作奔豚之兆。桂枝升肝阳，以止悸、降冲；茯苓、炙草、大枣补土气，以御风木。大枣富有津液，最润木气而平风也。

桂枝加桂汤

于桂枝汤再加桂二两。

烧针令出汗，针处起赤核，烧针之热将肾阳引出，故针处起赤核。此肾阳大虚之征，木气必由少腹，冲心而成奔豚之状。桂枝汤加桂，以大升肝阳；肝阳升，冲气乃平。若不上冲，不可与桂枝加桂。灸其核上各一壮[5]者，灸以温回浮出之肾阳也。不上冲者，肝阳未陷，故不可加桂以升肝阳。

苓桂术甘汤

茯苓、白术、桂枝、炙草

吐下伤损肾阳，则风木上冲，心悸、头眩。若因其脉沉紧，而又汗之，风木更冲，木冲克土，振振身摇。桂枝以达木气之阳，阳达则风冲平息而病愈；茯苓、术、草所以补中土，和升降以御风木也。凡木病，中土必虚，故治风木之冲，以达木兼补土为要。

桂枝去芍药加蜀漆龙骨牡蛎救逆汤

于桂枝汤去芍药，加蜀漆、龙骨、牡蛎。

烧针之火能引阳外出，阳亡惊狂，起卧不安。于桂枝汤去芍药之寒，加蜀漆以去浊痰，加龙骨、牡蛎以镇摄阳气。因脉浮，故用桂枝、姜、枣、炙草以解表。惊狂，起卧不安，必有浊痰，阻塞心窍也。

桂枝甘草龙骨牡蛎汤

桂枝、炙草、龙骨、牡蛎

烧针亡阳而生烦躁，此烦躁较惊狂之阳亡病虚，故不用蜀漆之去痰，而用桂枝和表，炙草补中，龙、牡镇阳也。

荣卫坏入厥阴肝脏方

当归四逆汤

方见前。

下利而脉浮革，肠鸣，浮革为木气虚寒，肠鸣，肝胆寒热不和，肠间停有水气。当归、桂枝温木气之寒，桂枝、白芍调肝胆之寒热，通草通调肝经而平胆热，细辛补益木气而理肠间之水，草、枣补中也。

干姜黄连黄芩人参汤

干姜、黄连、黄芩、人参

吐为中寒，入口即吐为上热。干姜温中寒，连、芩清上热，人参补中气。厥阴之气，下寒上热，故其病如此。

桂枝汤

方见前。

荣卫病时，发汗又下，而脉仍浮，荣卫病仍在，仍再用桂枝汤以和荣卫也。

荣卫坏入阳明胃腑方

葛根黄连黄芩甘草汤

葛根、黄连、黄芩、炙草

利不止，而脉促，喘汗。脉促为表未解，喘而汗出为阳明经气之热。脉促、喘汗之利，此阳明经之热利也。葛根升散手阳明经气以解表，连、芩清热止利，炙草补中也。

麻杏石甘汤

麻黄、杏仁、炙草、石膏

发汗下后，汗出而喘，汗乃胃热，喘乃肺实。石膏清胃热，麻黄、杏仁泻肺实，炙草补中气也。若身外有大热，其内必寒，不可用石膏。

白虎加人参汤

方见前。

服桂枝汤而大汗出，烦渴不解，脉洪而大，此本有阳明胃热，服桂枝、生姜增了胃热，胃热蒸发，故大汗出、大烦渴；脉洪而大，虚也。故用白虎以清胃热，加人参生津液以补虚也。若吐下后，七八日，热结在里，表里俱热，渴而舌上干燥而烦，能饮水数升，亦津伤燥起，亦宜白虎清燥，加人参以生津液也。

栀子厚朴汤

栀子、厚朴、枳实

下后，胃中气滞，胃热上逆，故心烦、腹满，卧起不安。栀子清涤胃逆之热，厚朴、枳实舒降胃气之滞也。

栀子干姜汤

栀子、干姜

大下伤中，中寒则相火不降，身热不去，胃热上逆而心微烦。干姜温中以降相火而退身热；栀子清胃热而止微烦也。

栀子香豉汤

栀子、香豉

胃热上逆，又加津凝气滞，则心烦而胸中窒塞。栀子清胃热，以除烦；淡豆豉和中宣滞，以去胸窒也。

栀子甘草豉汤

于栀子豉汤内加炙草。

栀子豉汤证而烦，不得眠，心中懊侬，与栀子豉汤；若少气者，是中气不足，加炙草，以补中气也。

栀子生姜豉汤

于栀子豉汤内加生姜。

若栀子豉汤证加呕者，加生姜，以降胃止呕也。

荣卫坏病中寒肝热肺燥方

麻黄升麻汤

麻黄、升麻、当归、芍药、黄芩、知母、葳蕤、天冬、石膏、炙草、干姜、白术、茯苓、桂枝

大下之后，泄利不止，咽喉不利，而吐脓血，手足厥逆；下部脉不至[6]，脉沉而迟。咽喉不利，吐脓血，金气上逆生燥也；泄利不止，中气虚寒，木气下陷生热也；手足厥逆，下部脉不至，津液伤也；脉沉而迟，卫气闭束也。

升麻升陷，当归、芍药、黄芩养木清热，知母、石膏、天冬、葳蕤清金润燥，姜、草、苓、术温补中气，麻黄、桂枝调荣卫也。脓血泄利，皆伤津液，津伤则厥；木热金燥，亦能发厥。上逆下陷，中气虚寒也。此病之泄利不止，乃热利，与太阴下利清谷不止之寒利不同，此热利乃中气虚寒，木气下陷生热也。肺逆生燥，木陷生热，中气虚寒，卫气闭束之病也。

荣卫坏病结胸[7]方

大陷胸汤

大黄、芒硝、甘遂

表未解而误下，荣卫经气下陷不升，则成胁热下利。陷而复升，将水与热结于胸间，心下硬痛，脉沉热实，短气烦躁，心中懊侬，则成

结胸。

硝、黄攻结热[8]，甘遂攻结水也。

大陷胸丸

大黄、芒硝、葶苈、杏仁

如大陷胸证，而兼项强，病连荣卫，不可急攻，宜用丸药缓攻。硝、黄清结热，杏仁降滞气，葶苈去结水也。

小陷胸汤

即前之三物小陷胸汤：黄连、瓜蒌、半夏

结胸，脉不沉而浮滑，心下不按不痛，按之则痛，此热痰结在心下。宜黄连、瓜蒌、半夏清降热痰，不可攻也。

[词解]

①潠（xùn）：喷。

②中回：中阳恢复。

③擗（bò）地：扑地。

④渐：开端，起始。

⑤壮：艾炷的计量单位。一壮，即一个由艾绒做成的圆柱状物。

⑥脉不至：指脉来乍断，指下按之不应。

⑦结胸：指心下痛，按之硬满为主要临床表现的病证。

⑧结热：指实热内结。

十三、生命宇宙篇

导言

欲用科学方法来整理中医，须由中医方法去选择科学；欲由中医方法去选择科学，须先认识古中医学的本身真相。如不认识古中医学本身真相，而盲目地去用科学方法来整理中医，得了科学的虚名，失了中医的实效，可惜殊甚。

世界的人，皆谓中医的阴阳五行为古董，此不认识阴阳五行之人之言也。今欲与人谈中医的阴阳五行，必先使人认识阴阳五行。本篇将中医的阴阳五行，于实在的事实上显明指出，证以现代十二种科学，科学青年读之，无不得到理得心安之乐。

万物皆是关于生物生命的宇宙圆运动的大气生的。中国文化的起源，即起源于宇宙大气的圆运动，医学乃其一端耳。

著者识

古中医学入门的领导

关于生物生命的宇宙间大气的圆运动

宇宙间的大气中，有氧、氢、氮、碳四种元素。大气中的元素甚多，除占最多数的此四种外，并发生人身生命整个的关系，氧气是往上升的，氢气是往上浮的，氮气是往下降的，碳气是往下沉的，氧、氢、氮、碳混合起来，是升、浮、降、沉分析不开，成为圆运动而中和的。升之最速为浮，降之最速为沉。

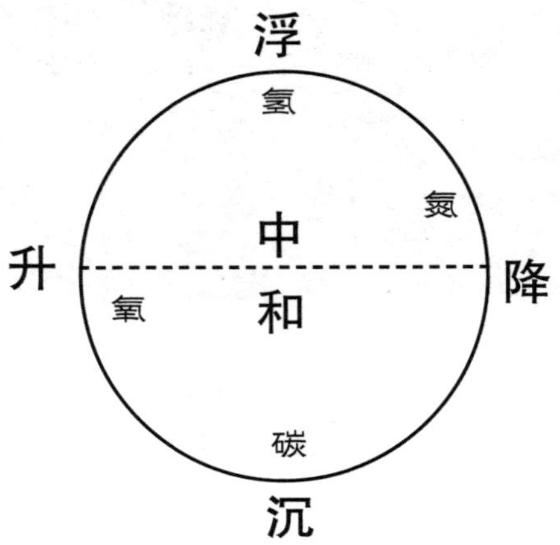

科学的大气物质圆运动图

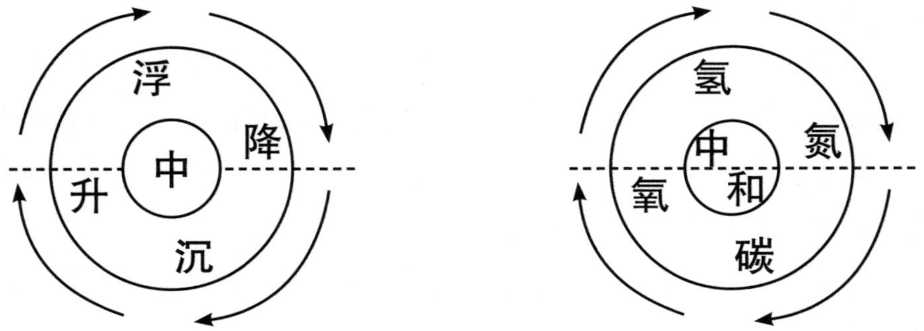

大气运动图

（虚线为地面之际。线上为地面之上，线下为地面之下）

西医用氧、氢、氮、碳治人身的病，因人身中的氧、氢、氮、碳，发生或多或少的关系也。人身为何而有氧、氢、氮、碳？因氧、氢、氮、碳是宇宙间大气中的物质，宇宙间的生物个体都是大气生的；人是生物之一，大气中有氧、氢、氮、碳，故生物个体有氧、氢、氮、碳，人的个体有氧、氢、氮、碳。能明乎此，便已入古中医之门。古中医学，乃人身个体与关于生物生命的宇宙个体，整个大气圆运动之学，大气内有物质，物质发生能力，能力发生运动。

运动圆为生理，运动不圆为病理，运动不圆用药以恢复其圆为医理。圆运动者，各种物质能力运动混合平均①也；病者，一部分或数部分的物质能力运动不平均也。

关于生物生命的宇宙范围与中心

宇，空间也；宙，时间也。关于生物生命的宇宙，名曰造化。造化云者，一个生物所在地之宇宙间的大气，圆运动时生育生物之称。天晓时太阳的曙光射到此生物个体所在地最远的东方地面，天暮时太阳的曙光射到此生物个体所在地最远的西方地面之间，便是一个造化个体平面的范围。立体的范围，详“气象学的证明”。造化个体的中心，在地面上下之际。此圆运动宇宙造化的进行，并非向前的，乃是向中的；并非日新的，乃是照常的。一个生物所在的环境的圆运动，即是一个生物的宇宙。参看下文“周易·生物生命宇宙造化图”，注意地面下的一半。

造化宇宙的构成

关于生物生命的宇宙，简言之，即是有造化的宇宙。此造化宇宙的构成，就是太阳射到地面的热与地面相合起来成的。吾人设想其未合之前，地面上无有大气的热，地面上是冷静、闭压、黑暗、纯阴的；太阳的热射到地面之后，地面上原有的阴冷，遂将太阳的热压入地面下去。热是向上的，不能向下的；热的向下，除地面的阴有吸收作用外，全是压力压下去的。此热乃太阳射到地面的热，与地心热力无关；其降下的程度，只与地面有不远的距离也。详下文“气象学的证明”。此压入地面的热，又复澎出地面上来，澎压交互，阳热与阴冷发生爱力②而圆运动起来，遂成有造化的宇宙。宇，是造化的个体；宙，是造化的运动。

纯阳无气，纯阴无气，阴阳交合，乃能成气。大气者，阴阳已经交合之气；阴阳交合之中点，称曰中气。中气者，生物生命之所从出，而密布于地面之际的也。

造化之生物也，先有阴阳的运动，而后成生物的中气，是为先天；物之有生也，先秉造化旋转的中气，而后成个体的运动，是为后天。大气是圆运动的，人身是大气生的，为宇宙的遗传体，人身亦是圆运动的。人身个体，中气如轴，四维之气如轮。

长养生物生命的常规

长养生物生命的常规，即造化大气的圆运动。圆运动者，大气的升浮降沉也。

吾人向阳而立，左东右西，上南下北；大气的圆运动，东升南浮，西降北沉，春升夏浮，秋降冬沉。卯升午浮，酉降子沉；气温则升，气热则浮，气凉则降，气寒则沉。造化生物生命的宇宙，是上南下北；大气上浮之方为南，大气下沉之方为北。

夏至以后，太阳南行，直射成为斜射，地面上的阳热渐减，地面被直射阳热散开的阴压之气，又复渐渐地仍压下来，地面上压力渐增。此渐增的压力，将地面上的阳热压入地面，愈压愈深，故地面之上秋凉冬寒。冬至以后，太阳北行，地面上阳热渐增，此渐增的阳热，有两种力量：一则将阴压之气仍又散开，一则将压入地面的阳热引申[③]出来。阳热之性，本来升浮，阴气压之，故降沉入地；及至地面又射到阳热为之相引，阴压之力既已散开，故一引即仍升出。愈引愈出，故地面之上春温夏热。因秋凉冬寒、春温夏热的力量，遂起了秋收冬藏、春生夏长的作用。秋收者，夏时地面之上所受太阳直射到极大的热，经秋气之凉降而收入于地面之下也；冬藏者，秋时所收太阳的热，经冬气之寒沉而藏于地下之水中也；春生者，冬时藏于地下水中的热，经春气之温升而生发于地面之上也；夏长者，春时生发于地面之热，经夏气之热浮而盛长于地面之上，同时地面之上，又盛满太阳直射到极大的热也。

太阳地球公转、自转之间，附着地面极小的一段的大气圆运动，为一个生物所在地的造化宇宙。此地所见太阳，冬至是由南而北，夏至由北而南的，卯时是东升的，酉时是西降的。故曰南行北行，东升西降。研究有造化的宇宙，从太阳的热射到地面后起，此宇宙乃北温带的造化宇宙。

违反常规的影响

人身乃造化的大气所生，人身也是一小造化，身之左部应东方，属春气；身之胸部应南方，属夏气；身之右部应西方，属秋气；身之脐部应北方，属冬气；胸脐之间应中央，属中气。中气旋转于中央，四气升降于四维。造化之气，运动常圆，人身即得健康；运动不圆而反常，人身即多疾病。大气运动失圆而反常，大气之病也；大气病，人气亦病也。

类如冬令以寒藏为常，倘若冬令之后，气候忽暖，水中阳热，当藏不藏。水中阳热，在造化为中气之根，在人身为生命之本。今当藏不藏，泄出地面，外则化为邪热，内则根本空虚。人与造化同气，于是冬温等病发生，人多死亡也。鼠疫，即冬温之最重者。

春令以温生为常，倘或初春之时，气候过温，水中应当上升的阳热升的太过，则阳根拔泄。人与造化同气，于是春温等病发生，人多死亡也。猩红热，即春温之最虚者。

夏令以热长为常，此时太阳盛满地面的热，以下降土中为贵。夏日雨多，则阳热下降；酷热无雨，则阳热不降。人与造化同气，如阳热不降，于是霍乱等病发生，人多死亡也。

秋令以凉收为常，倘或深秋之时，大气燥结不降，热气散而不收，人与造化同气，于是发生时行感冒、热伤风也。

大气有病之时，惟中气健旺之人，自己本身运动能圆，然后不随大气之不圆以俱病也。

又如人身下部之气损伤，交春必病极虚弱的温病；左部之气损伤，交夏必病胸中干塞的病；右部之气损伤，交冬必病干嗽的病。本身之气损伤，不能随大气的运动以俱圆，故病。

人身一小造化的证据，病重之时，方能显现得出。因无病之时，是整个圆运动；病重之时，整个运动分开，然后显出证据。整个圆运动者，气也；人身之气，即宇宙之大气。

人身生命死亡的因果

人身个体的生命，乃秉受造化阴阳二气和平升降所成圆运动的中气而来。是人身之有生命，因人身有造化的中气也。中气之亡，约分数项：一由天年④已尽，中气终了而中气亡；一由疾病将人身的圆运动消灭而中气亡，或由疾病经医治误，将人身的圆运动损坏而中气亡；一由造化之大气先病，使人身的圆运动失圆而中气亡；一由不善摄身[5]，由渐而甚，将本身的圆运动损坏而中气亡。人有生命，因人身有造化的中气；中气既亡，所以死也。吾人身体轻健，眠食甘美，精神活泼，便是中气充足之象征；病人将死之前，必欲大便与恶心欲吐，便是上下脱离，中气将亡之象征；无病之人，精神短少，眠食不甘，便是气不足之象征。

[词解]

①平均：均衡、均匀，综合协调。

②爱力：感应力。

③引申：升发。

④天年：自然年寿。

⑤摄身：指保养身体。

孔子的学说

周易

《易经·系辞下传》曰："天地之大德曰生。"又曰："天地氤氲，万物化醇；男女构精[1]，万物化生。""'三人行，则损一人；一人行，则得其友。'言致[2]一也。"天地以生育万物为德，因天地间无处无圆运动的大气的中气，即无处无有生物。氤氲者，大气中的阴阳交互，圆运动极密之意；男女构精，亦犹是也。但阴阳运动不可偏多，偏多则不能圆。不能一致，故不能圆。三人损一，一人得友，言阴阳偏多则不圆也。

《易经·系辞上传》又曰："易有太极，是生两仪，两仪生四象。"易乃阴阳交易；太极者，阴阳交易，相抱而成之一点，中气是也。由阴阳交易而成生物的中气，是为先天；既有中气，即成生物，是为后天。上传所言，即是天地生物，经过阴阳交合成了中气之后，便成生物个体；太极是由阴阳交合圆运动而成个体的一个起点。一点之中，原已含有阴阳圆运动的整个；由一个太极的旋转运动起，一个分为两个，两个分为四个，以至分为无数个，而成一生物整个个体，此太极的意义也。详见“细胞学的证明”。

《易经·系辞下传》又曰：“天地设位，而易行乎其中矣。”地面之际之上为天，地面之际之下为地，地面之际为中。太极的形状，乃阴阳交易于地面之际，相抱如环的一点圆运动。行者，运动也。《易经》卦象，天卦在上，地卦在下，名曰否卦；地卦在上，天卦在下，名曰泰卦。天本在上，而气下交于地；地本在下，而气上交于天，上下相交，遂成产生太极的圆运动。泰者，通泰，运行通泰也。若天气在上，上者竟上而不下交，地气在下，下者竟下而不上交，成了真的不运动，无有中气，无有太极，否塞不通，万物不生，造化息矣。《易经·说卦传》曰：“帝出乎震，齐乎巽，相见乎离，致役乎坤，悦言乎兑，战乎乾，劳乎坎，成言乎艮。”劳读“闹”。

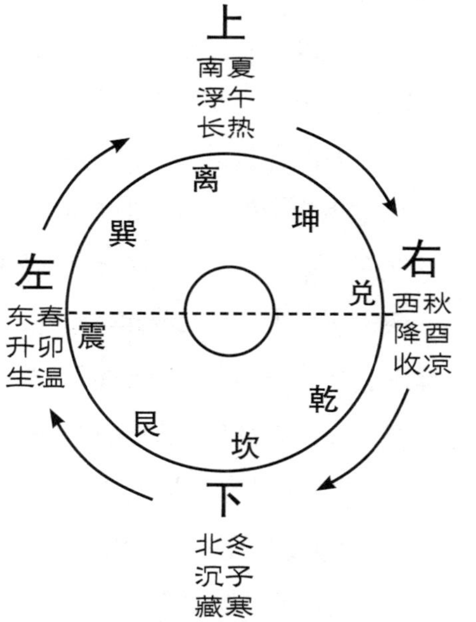

关于生物生命宇宙造化图

注：左上右下，升浮降沉，东南西北，春夏秋冬。卯午酉子，温热凉寒，生长收藏，河图同此。

圆之虚线，地面之际。图的小圈，即一个生物所在地。大圈，即是所在地的环境。

震、巽者，东方之称，春气之位；离者，南方之称，夏气之位；兑、乾者，西方之称，秋气之位；坎者，北方之称，冬气之位；坤者，南、西两方之间之称，中气之位；艮者，北东两方之间之称，中气之位。震巽离坤兑乾坎艮，乃《易经》八卦名词；卦者，大气圆运动的现象之称。此图为八卦图，此东南西北，即一个生物所在地的东南西北；八卦图即宇宙图，图的虚线在造化为地面之际，在人身为脐上胸下之间。

帝[3]出乎震[4]者，言上年夏时太阳射到地面的阳热，经秋气之降，收于地面之下，经冬气之沉，藏于地下之水中，到了今年春初之时，此阳热由水中上升，出于东方也。阳热为造成生物生命元素之原始，故称曰帝。

齐[5]乎巽[6]者，震居东方地面之下，巽居东方地面之上，震为春初，巽为春末，春末之时，地下水中所藏的阳热，齐升于地面，地面上的生物生发都齐也。

相见乎离[7]者，离居南方正夏之时，此时地面下所藏旧年的阳热，升浮地面上来，与今年直射地面尚未降入地面以下的阳热相会见也。

致役乎坤⑧者，役者事也，圆运动之事也，言今年升浮的旧年收藏于地下之热，与今年直射地面之热，不可浮而不降。坤为圆运动升极而降之方；离位正浮的阳热，到夏秋之间的坤方而初降也。

悦[9]言乎兑[10]者，阳热升而不降，则亢而悔[11]；升而能降，助和而悦。此时地面的阳热，得地面上天空金气之收而降入地下，以为来春万物生发之本。阳热秋降，万物得根而皆悦也。金气，详下文“气象学证明”。

战[12]乎乾[13]者，兑居西方地面之上，乾居西方地面之下，地面之下乃为阴位，秋冬之交，阳热降入阴中，非常充足，阴阳乍合，必战动而后自然也。

劳[14]乎坎[15]者，阳热由地面之上降入地面下之水中，宜封藏不可外泄，当慰劳之，使安静不可泄动也。

成[16]言乎艮[17]者，坤为升极宜降之位，阳热至坤如不能降，不能行圆运动之事而直上矣，阳热至艮如不能升，不能成圆运动之功而直下矣。

艮、坤为升降之枢机，乃圆运动之中气。如无中气，直下不升，直上不降，造化息矣。成言乎艮，言一年的圆运动，成功于艮方也。

帝出乎震之时，大寒、立春节前后也。此时大气降极而升，由静而动，地下水中所藏上年秋季所收降的阳热，升动出土。造化个体根气摇泄，人身下部的阳热，亦升动摇泄，身体不强、中气不足之人，尤其是年老之人与常病之人，此时必感觉精神不振，食减不安；小儿如于此时发生麻疹，必多呕吐凶证。下部阳泄，中气失根故也；如麻疹发生于小寒前后多死，阳根拔散故也。冬至后有小虫飞动，或起热风，或闻雷声，即是阳根拔散之事实也。

齐乎巽之时，谷雨、立夏节前后也。此时地面下所藏的阳热，升出地面者多，人身下部的阳热，亦升出中气以上者多也。

相见乎离之时，夏至节前后也。此时造化个体的阳热，盛于地面之上，虚于地面之下；人身个体的阳热，亦盛于中气之上，而虚于中气之下也。夏至前后，所以下寒之病特多也。

致役乎坤之时，夏秋之间之时也。此时造化由升而浮的阳热，又须由浮而降。由浮而降，中气之能。人身如中气不足，上部阳热降不下去，便成病也。

悦言乎兑之时，立秋、处暑前后也。此时造化个体，由地下水中升浮于地面之上的阳热，与今年夏季直射地面的阳热都向地面下降。造化圆运动的个体，中下如植物个体的根本，中上如植物个体的花叶，在个体之上的阳气下降乃生根本，在个体之下的阳气上升乃生花叶，在上的阳气即是在下的阳气，在下的阳气即是在上的阳气；今秋“悦言乎兑”的阳，即是来春“帝出乎震”的帝。此时地面之上阳热已多，不能下降以交阴，则澎渤而作吼；能下降以交阴，则收敛而生悦。人身此时阳气下降，精神强足迥异寻常，而死人最多的时令病，处暑后即消灭也。处者归也，入也，言地面上的暑热，归入于地面之下也。所以人身立秋之后，内必生热。如此时阳热不足，下降不多，冬至之时水中阳少，便成大病。

战乎乾之时，寒露、霜降节前后也。阳气出外则下虚，阳气入内则下实。兑居地面之上，上即外也；乾居地面之下，下即内也。此时阳气入内者多，造化个体中下阳实，人身个体亦中下阳实。造化个体与人身个体，中下为本，故人当秋冬之交，则特别壮健也。兑、乾之时，宇宙与人身中气之上的阳气，收降于中气之下，中下的阳气既实，秋气又收敛之，收降不遂，则燥结于中土之际。于是江南的黑热病，西南的疟疾，即盛行也。

劳乎坎之时，冬至节之时也。此时阳气入地，封藏不泄，为来年岁气圆运动之本。惟水有封藏之能，故阳气入地，必须入于地下的水中，然后能封藏不泄。人身此时如纵欲泻阳，来年交春，阳热出震，必根气虚乏，倘感时疾，必易致死。小儿冬春之交，发热、出疹，服升散药、寒凉药、破气药必死，即是阳根不藏，又遭药力升散之故。此时如特别寒冷，阳气封藏，人身必健美也。

成言乎艮之时，冬春之间之时也。离居南方升极之位，坎居北方降极之位，圆运动个体升极必降，故阳降于坤位；降极必升，故阳升于艮方。艮、坤为升降的中气。人身此时中气不足，阳气升不上来，必成危险大病也。

以上节气，须将八卦图的上下左右，按着自己的身体揣想，方有着落。

吾人欲求明了生物生命的宇宙造化，可将图的中心小圈作为我的个体所在地。由我的个体所在地的地面仰观俯察此地的环境，设想：此地未曾有太阳的热射到地面以前是怎样的，是阴冷的；再设想：太阳的热射到地面以后，由兑而乾而坎、艮、震、巽、离、坤，而兑，用下文“植物学”来实地证明，便能将这生物生命的宇宙造化整个的所以然明了。俯察者，俯察地面之下也。近世科学家，研究关于生命的宇宙，乃向太阳系的行星上，多少万里，多少万年去找寻，结果是徒劳无获。

既将图之中心作为我的个体所在地，再由我的个体所在地的环境，仰观俯察以求明了大气的升浮降沉，又须在我们的个体内寻找大气升浮降沉的关系。如此，则我身个体的圆运动，与造化个体的圆运动，是二而实一的研究，便能感觉有实在的事实发现矣。地面之下，最要紧。《易经·系辞下传》又曰："仰则观象于天，俯则观法于地，近取诸身，远取诸物。"

造化宇宙之构成，全是太阳射到地面的阳热，压入地面之下的水中，再由水中澎出地面，又由地面压入水中，循环不已成立的。而将阳热压入地下，乃金气之力；将压下的阳热封藏不泄，乃水气之力。观象于天，注意天空的金气也；观法于地，注意地下的水气也。俯仰之间，有升降交会的中气也。近取诸身，吾身一小宇宙也；远取诸物，物身亦一小宇宙也。

《易经·系辞上传》又曰：天垂象，见吉凶，圣人效之；河出图，洛出书，圣人则之。河图，伏羲时代黄河中所发现之图；则者，取为法则也。今在山西荣河县境。

点的白色是代表大气的阳性，点的黑色是代表大气的阴性，下方一点代表大气之下沉，上方两点代表大气之上浮，左方三点代表大气之上升，右方四点代表大气之下降，中央五点代表沉浮升降的中气。

中央五点，加五点为十点，代表中气为阴阳化合的圆运动个体的枢轴；下方一点加五点为六点，代表沉气之中有中气，沉气之中有中气，则下沉仍然上浮，以成其为圆运动；上方二点加五点为七点，代表浮气之中有中气，浮气之中有中气，则上浮仍然下沉，以成其为圆运动；左方三点加五点为八点，代表升气之中有中气，升气之中有中气，则左升仍然右降，以成其为圆运动；右方四点加五点为九点，代表降气之中有中气，降气之中有中气，则右降仍然左升以成

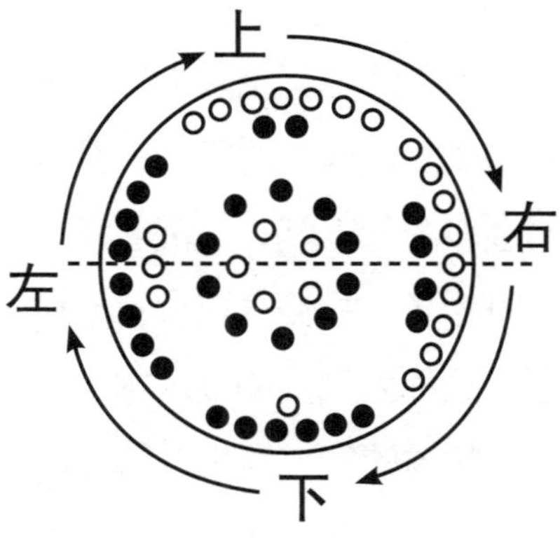

河　图

此亦关于生物生命之宇宙图。
即是一个生物个体图。
即是一个细胞图。

其为圆运动。白点加入黑点，代表阳中有阴；黑点加入白点，代表阴中有阳。言阳性为直上之性，阴性为直下之性，直上直下不能成圆运动，必阴阳化合，然后不直上不直下而成圆运动。然必上下左右皆含有中气，然后能成整个圆运动也。

造化圆运动个体之构成，先有沉，后有浮。沉贵能升，浮贵能降。沉浮有先后之分，升降无先后之别。

八卦图表示造化之成，只是太阳的热，经秋降入地面之下的水中，又经春由水中升出地面上来，又经秋由地面降入水中，升极而降，降极而升，升降不已，所以成为圆运动。

河图表示宇宙造化中气居沉浮升降之中，中气之成，在沉浮升降之后；而中气之用，又皆寓于沉浮升降之间。升者，所以使沉的不可再沉；降者，所以使浮的不可再浮。中气者，升降之枢轴也。浮沉为阴阳之本体，升降为造化之妙用。沉者再沉则直下，浮者再浮则直上，直上直下，则阴阳之本体发现[18]，圆运动消灭而造化息矣。造化息，中气亡也。

一二三四五，代表大气内所有五种物质，组织圆运动个体之次序。六七八九十，代表大气内五种物质能力，整个圆运动之成功也。

太阳射到地面的热，经秋降入地下，经冬藏于地下之水中，与水合之后，经春再由水中升出地面。升出地面，草木发生，故春气属木；将阳热降入地下的降力，是地面上天空的金气，金气自秋始显，故秋气属金；冬气下沉，最沉者水，阳热归水，故冬气属水；太阳射地的热，夏时为多，故夏气属火；土壤在地面之际，居升浮降沉之中，故中气属土。故称大气内的金水木火土五种物质为五行。五行者，一个圆运动中五种物质的气，发生五部分能力之运行也。

河图个体，下一，代水数；上二，代火数；左三，代木数；右四，代金数；中五，代土数。分言之，则曰五行；合言之，则曰一个大气的圆运动而已。八卦图的五行，坎水、离火、震巽木、兑乾金、坤艮土也。

五行物质，各有能力，火气有宣通能力，夏月造化，热涨奋兴；夏月入身，汗出色华。水气有封藏能力，冬月造化，水冰地结；冬月入身，气固骨坚。木气有疏泄能力，春月造化，冻解草生；春月入身，筋脉舒达。金气有收敛能力，秋月造化，天凉热降；秋月入身，毛孔闭合。人与造化同一气也，大气的五行运动不圆，则时令传染病发生；人身的五行运动不圆，则个体之病发生。如疏泄作用大过，则发热汗出；收敛作用太过，则恶寒无汗之类是也。人身疾病，无不由大气的物质能力所发生；中医的学理，无不有大自然的科学的原则。惟自来医家，不能尽人皆知；偶有知者，亦无彻底的办法耳。能力亦称作用。

河图与八卦图，代表造化个体物质能力的圆运动，亦即代表人身个体物质能力的圆运动，亦即代表一个细胞小体物质能力的圆运动。圆的虚线，在造化为地面之际，在人身为胸下脐上之间。

生物个体最初的一个细胞，无不具有河图圆运动的大气的物质能力，又经大气圆运动的积累而后成其个体。故生物全体细胞，仍是最初的一个细胞；一个宇宙个体，一个人的个体，皆可作一个细胞观，皆可作一个河图观。

能力、物质，分不开的。人的喜怒悲恐、思想行为，早已具备于最初的一个细胞之中，而来自造化宇宙圆运动的大气也。详《原理篇》。

八卦图的圆运动，一年一整个，一日一整个；河图的圆运动，一年一整个，一日一整个，一时、一刻、一分、一秒，以至无可分析，无不是一整个。吾人的个体，则具有八卦图与河图的圆运动，而成为本身个体的圆运动。八卦图的宇宙，河图宇宙的先天也。

八卦图为阳运阴中，阴包阳外的圆运动，河图为阴阳平均的圆运动。然河图白点的阳数二十五，黑点的阴数三十，是河图仍阴多于阳。故人身的阳气，为圆运动之始；人身的阴气，又为包藏阳气使阳气运动能圆之资也。如人身阳气损伤，则阴寒凝冱，不能运动而人死；人身阴气损伤，则阳气无所包藏，阳热飞越，运动解体而人死。

研究八卦图的宇宙，由兑金起，兑金于空间为西方，于时间属立秋、处暑节。此时秋金收敛，将地面所有太阳射到的暑热降入地面之下而成阳盛之乾卦。此阳入于冬至坎水之中，经过小寒由艮卦上升，交春而成震、巽之木，再升而成夏至离卦之火；此火经坤土之降，又同本年太阳射地的暑热，由兑而收入于地下，是为一年。秋降为春升之本，人身阳气的运行亦复如是。所以人身右部不降之病，较左部不升之病多；而左部不升之病，由于右部不降者亦不少也。

研究河图的宇宙由中气起，中气左旋则木火左升，中气右转则金水右降。转者由上而下，旋者由下而上。中气如轴，四维如轮。木火左升，必右降以交金水；金水右降，必左升以交木火，以成其圆运动。圆运动者，整个不能分拆，以成其为整个中气运动是也。

《易经・系辞下传》又曰："易简而天下之理得矣，天下之理得，而成位乎其中矣。"易简，圆运动极容易、极简便也。理，即是圆运动之理，言不仅生物个体生成于圆运动之中，凡天下一切人事，只要合于大气的圆运动，合于天地生物的中气，无不得到成功之位的。极好的政治、极好的家庭、极好的社会，皆有极简易的圆运动之理。政府一事一物无不得自人民，人民一举一动无不信任政府；父慈其子，子孝其父；夫妇相和，朋友信任，人人都在圆运动之中，中气弥漫，而与天地合德，斯成盛隆之世。反之，则政府欺压人民，人民疑惧政府；父不慈其子，子不孝其父；夫妇相背，朋友相伪，遂成了无中气的直不运动[19]，痞塞不通，中气坏矣。天下之理，相对的两个成为圆的一个，则治；圆的两个成为绝对的两个，则乱。河图的五行，火气宣通于上，水气封藏于下，木气疏泄于左，金气收敛于右，各走极端，成了直不运动，造化遂息。而有中央的中气，运化于中，中气如轴，四维如轮，轴转轮行，轮运轴灵，使四方各走极端的相反作用，成为一个共同相成的作用。河图的表示，中央于四维共同维系一整个圆运动的表示也。河图中央五数之中，皆有四维的一二三四，四维的一二三四之中，皆有中央的五数，此中国文化所以起源于关于生物生命之宇宙的大气圆运动；而以河图为则，医学尤其切要者，人的个体是圆运动的大气生的故也。

佛家谓人生个体是地水火风合成的，此乃言其大概。医学原则，乃是河图。因宇宙大气一年的运动，金气的关系太大。无金气之收敛降压，阳热不能降于水中，不惟木气无从产出，一年的温热凉寒的圆运动，亦不可能成功。惟一二三四五的“三”字，尚有疑义，“三”字代单数的阳性则可，因先有金气，然后能产生木气也。详《原理上篇》里“六气”中。

河图为宇宙造化个体的代表，乃《周易》之起源，河图之数，五十居中，以运四维。孔子晚年学《易》，曾曰：“假我数年，五十以学《易》，可以无大过矣。”言守中以学《易》，可以无太偏之过也。盖河图四维的一二三四合而成中宫之五，而中宫之五数之中即是四维之一二三四，故守中以运四维，不致偏于一方而成太过也。

[词解]

①构精：指男女交合。

②言致：言语的情趣。

③帝：最高的天神，古人以为宇宙万物的主宰，此指造化之主。

④震：雷也。

⑤齐：整齐。

⑥巽：巽风，东南风，万物顺春风迅速成长。

⑦离：丽也，日丽中天。万物鼎盛而会聚于盛夏。

⑧坤：大地，夏秋之际万物皆化于大地。

⑨悦：指喜悦、高兴。

⑩兑：正秋之际，万物成熟。

⑪亢而悔：《周易》“亢龙有悔”，言过则为害。

⑫战：作战，这里指阴阳相结合。

⑬乾：刚健。末秋之际，阴阳乍合交战。

⑭劳：疲劳。

⑮坎：古时祭月及川谷于坑穴，慰劳于坎。秋收后，万物皆静。

⑯成：成功；完成。

⑰艮：山也，静也。万物静极预升。

⑱发现：出现。

⑲直不运动：直线上下而无圆运动。

周秦诸子的学说

庄子、抱朴子、刘子[①]、老子、荀子

庄子曰：人之生，气之聚也。聚则为生，散则为死。抱朴子曰：人在气中，气在人中。刘子曰：人受天地之中以生。老子曰：天地之间，其犹橐籥[②]乎。又曰：道生一，一生二，二生三，三生万物。荀子曰：六淫之气，皆出于地，与天无关。又曰：霜降娶女，冰泮节房云云。

“气之聚”，大气聚在人身也。“气在人中”，大气在人身之中；“人在气中”，人在大气之中有也。“人受天地之中”，受天地之中气也。“橐籥”，风箱也，风箱之用，大气出入不已；天地之间，春夏则阳气出于地上，秋冬则阳气入于地下，入而复出，出而复入，出入不已，因成造化也。老子之道，周流不息，无始无终，一个圆圈；一个圆圈升降起来，则生中气，“一”指圆圈言，“二”指升降言，“三”指中气言。天空一无所有，太阳的热射到地面，乃生中气也。霜降宇宙阳气入内，人身下部气实，故可交合；冰泮宇宙阳气出外，人身下部气虚，故节少交合。所以孔子有云：未知生，焉知死？又云：致中和，万物育焉。无非本大气之大自然，故曰：人身，一小宇宙也。

[词解]

①刘子：又名《刘子新论》，一般认为是南北朝时北齐刘昼所著。

②橐籥（tuó yuè）：指古代鼓风吹火用的器具。此处意为动而生风，无中生有，变幻无穷、生生不息。

《内经》的学说

《四气调神论》

所以中医《内经》有曰：春三月，此为发陈①，逆之则奉②长者少，夏为寒变；夏三月，此为蕃秀③，逆之则奉收者少；秋三月，此为容平④，逆之则奉藏者少，冬至病重；冬三月，此为闭藏⑤，逆之则奉生者少。又曰："天气，清净光明者也，藏德不上⑥，故不下也……云雾不精，故上应白露不下；交通不表，万物命故不施，不施则名木多死"云云。

发陈者，去年秋收冬藏旧的阳气，今年春时由地下的水中而发生于地面，万物发生也。逆了春气，便少了夏气之根，故夏病寒也。蕃秀者，发生于地面的阳热，夏时盛长于地面之上，万物繁盛而秀实也。逆了夏气，便少了秋气之根也。容平者，夏时地面上阳热多，地面下阳热少，秋时大气压力增加，将地面上极多的阳热，收容于地面之下，地面上下阳热平均也。逆了秋气，则冬气无根，冬气阳少，故病重也。闭藏者，此收容于地下之阳热愈收愈深，入冬以后，此阳热即藏于地下之水中闭固不泄，以为来年春夏生长之根也。逆了冬气，则春夏无根也。但是水之能藏阳热，全赖冬令寒冷；若冬时不寒，封藏无力，水中所藏的阳热散漫消亡，则地面之下无藏德上升于天，天空之间即无雨露下降于地。天气本来清净光明，无雨露无云雾，雨露云雾皆地下水中所藏的阳热上升成的，上升下降的交通停息，成了无中气的表现。中气乃万物的生命，今造化无中气以施于万物，极有名之大木必多枯死，而况人乎？读《内经》，需择其事实上有理由者读之，《四气调神论》之类是也。《内经》非一人手笔，所以有合理处，有不合理处。

《内经》又云："夫虚者，气出也；夫实者，气入也。圣人春夏养阳，秋冬养阴。"

春夏之时，地下水中所藏的阳气，升出地面之上，地面之下阳气减少。造化个体与人身个体皆以中下为本，今中下阳气外出，故曰虚也。

秋冬之时，地面之上所盛满的阳热，降入于地面之下的水中，中下阳足，阳气入于水中，故曰实也。圣人知春夏阳虚于下，故一切起居饮食皆注意保养中下的阳气。此时不注意保养中下阳气，必不免外热内寒、上热下寒诸危险病也。圣人知秋冬阳实于下，阳气是往上浮的，虽实于下，仍易浮动上来；必须阴气充足，方能得仍降而藏于水气之中，故一切起居饮食，皆注意保养中上的阴气。此时不注意保养中上的阴气，阴气不足，封藏不住在下的阳气，来年春夏，根本亏伤，必病极危险的温病也。故春夏以寒药治病，损伤下部的阳气；秋冬以热药治病，扰动下部的阳气，多坏。

宇宙大气圆运动的造化个体的力量，地面上得一半，地面下得一半，而根本则在地面下之一半。人知雪兆丰年，不知冬令雪大，次年丰收乃因雪能封藏地面下的阳气；冬令雪大，地下阳足。岂知次年禾稼结实特多，人身亦加康健也！人知冬令鸣雷，次年不利；不知冬令鸣雷乃地下封藏的阳气往外消失，次年由地下生出地上的大气成了无根的病气。岂知五谷缺收，民病犹不易治，因去年是今年的先天，今年是明年的先天也！

南方的井水，冬至后一日比冬至前一日温度减少；冬至阳生，阳生则升，故井水冬至后一日温度较冬至前一日减少。北方的井水，冬至前一日比较冬至后一日，以致大寒之前，温度并无差别。雪大冰厚，地下水中封藏气足，阳热不外泄也，所以人在北方居住，则身体健康；移住南方，则觉疲乏，大气中的阳，足与不足之分也。前人谓五月间井内须防有毒，五月不可淘井⑦，因五月间地面下阳气少，井内阴盛之故。

交秋之后，居住北方，住到春季，始往南方，一到南方，便觉呼吸清快，身体舒适。交秋之后，居住南方，住到春季，始往北方，一到北方，便觉身体疲乏，精神摇动。南方大气秋冬收藏之力量小，北方大气秋冬收藏之力量大，收藏大疏泄亦大，收藏小疏泄亦小。收藏者，入也；疏泄者，出也。入多出少，故健美；入少出多，故疲乏也。惟中气充足，身强年壮之人，本身的圆运动健全，不随大气以俱偏者，乃无如是之感觉；若中气不足，与年老之人，无不有如此感觉者。大气有南北之差，所以医药有南北之别也。所以上文研究造化宇宙的个体，重在此生物个体所在地整个的春夏秋冬，不可将南方的春夏与北方的秋冬作一整个看，亦不可将北方的春夏与南方的秋冬作一整个看。

[词解]

①发陈：就是利用春阳发泄之机，退除冬蓄之故旧。

②奉：接受，秉受。

③蕃秀：万物繁衍秀美，茂盛华秀的景象。蕃，繁茂。

④容平：犹是秋天万物丰盛收获的季节。容为盛也；平者成也。

⑤闭藏：就是要关闭所有的开泄的气机，要收藏住。

⑥藏德不上：《内经》诸本皆作“藏德不止”，作者更正为“藏德不上”，即地面之下无藏德上升于天之意。

⑦淘井：取出井中的污泥浊水。

现代科学的证明

法医学的证明

法医学检验婴儿尸体，以通大气者为已有生命，未通大气者为无生命。未通大气者，肺脏肉质未成海绵体，是紧小的云云。婴儿身体，当未通大气，肺脏肉质未成海绵体之前，呼吸器官不起呼吸作用，循环器官不起循环作用，消化器官不起消化作用，排泄器官不起排泄作用。通入大气之后，呼吸器官先起作用，其他器官乃随之而起作用，婴儿生命于是完成。

婴儿产生之后，必经呱呱一声，此一声即大气由鼻孔压入肺脏，肺脏肉质扩张成海绵体之时，大气压入肺脏，通达全身，与本身中气感召，中气遂旋转起来。中气右转，大气吸入；中气左旋，大气呼出。中气旋转不已，大气即呼吸不已，直至天年尽时，中气旋转终了，呼出不吸，然后人死。此大气即生命之证据也。人的生命，始于一吸，终于一呼。呼而不吸，所谓断气。

人的生命即是大气，所以一息离了大气则死。凡久病之人与带病年老之人，每当节气交替，或忽晴忽雨，大气变动较烈之时，身体必有不适的感觉，或病加重，或者就死啦。人死之时，俗谓断气者，便是断了大气也。大气变动较烈者，圆运动郁而后通也。人的个体，是圆运动的大气生成的，长养的。大气运动失常，呼吸之，影响其生活之常，所以人体不安也。美国妇女于大气变动，便觉不适，谓为天气病。

疾病有四时之别，古中医的治法，有四时之异。因人的气，与造化的大气原是一气，四时的大气有升降浮沉之不同，故人身的病有四时之不同也。学佛法静坐呼吸，可能却病强身。因人的呼吸出多入少，静坐呼吸出少入多。大气出少入多，大气存积身内者多，身内的圆运动加密加速，故能却病强身，且增加智慧。

中医于手腕动脉诊治全身，此动脉为肺脉穴道，名曰太渊，谓太渊为脉之大会。于肺脉穴道诊知全身各内脏的脉，即是呼吸器官先起作用之故，故中医又曰“肺朝百脉”也。此人身是大气的科学证明，与中医诊腕上动脉能知全身疾病的科学证明也。

植物学的证明

植物学谓一株树的个体，有导管，有筛管，有树瘤。导管由根须输送水分上至枝叶，筛管由枝叶输送水分下至根须，树瘤在根干之交，环扭如瘤。导管、筛管的升降由树瘤出发，水分、养分的分布由树瘤分布。当此株的种子种在土内，已经发芽，尚未出土之时，发根的芽并非一直向上升的，乃相抱环转，有如环形云云。

地面之际为造化的中心，大气的升降在此交汇，树株种子秉升降交会的大气以发芽。大气旋转升降，将此种子搓挪而成此旋转相抱之环形，即圆运动的造化的中气现象，即造化工作之结果也。根干之间的树瘤，即此环形已老之状态。导管输送水分上升，筛管输送养分下降。水分，水也；养分，火也。水能上升，火能下降，非造化圆运动的中气力量，其谁能之？

人生乃一温润之体，水气升入火气之中则润，火气降入水气之中则温。然非中气旋转于中，水火不能升降于上下也，所谓中气如轴，四维如轮。观于植物个体的运动，可悟人身个体的运动，可悟造化个体的运动。

造化一年的大气，本升浮降沉的自然，成生长收藏的宏功，最完备者莫如人身，最显见者莫如植物。植物经秋而叶落者，阳气之收敛而下降也；经冬而根向下穿插者，阳气之封藏而下沉也；经春而发芽者，阳气之疏泄而上升也；经夏而茂盛者，阳气宣通而上浮也。一个圆运动的造化个体，地面上得一半，地面下得一半，观植物个体升降的现象可无疑也。一个生物所在地，即一个造化的单位也。

植物学又谓太阳的光热，是植物的绿叶素云云，此绿叶素有先天的、后天的之别。秋后大气收降，将太阳射到地面的热收而降于地下，经冬气之封藏，又将降下的热藏于水中，交春阳气上升，草发木芽而呈绿色，此绿色即上年夏秋之间太阳的热也。此《易经》八卦“悦言乎兑，劳乎坎，帝出乎震”的事实，此先天的关系也。太阳照到植物的热，后天的关系也。

以人事言，春季为一年之始；以造化言，秋季为一年之始。秋季如不将地面所受太阳的热，收而降于地面之下，春季草木便无发生绿色之资也。造化圆运动的个体，地面上有一半，地面下有一半。地面上为阳，地面下为阴。阳者，万物资始，将成造化之先，地面上的一半，为地面下的一半之本。阴者万物资生，既成造化之后，地面下一半，又为地面上一半之本。而且从此上下互为其本。成造化者，由升降而成中气也。吾人于交秋之后，身体结实，精神充足；于交春之后，身体疲软，精神困乏。秋后地面上的阳气，降入地面之下；人身上部的阳气，降入中气以下。造化个体，秋后中下阳实，春后中下阳虚。阳气入土则实，阳气出土则虚。中下为造化之本，人身个体亦复如是。

春月小儿出疹子，医家用寒性之药为治者多死。寒药伤害阳气，中下阳虚，又加伤害，故死。此宇宙造化个体，地面上一半、地面下一半，是整个圆运动的科学证明。

化学的证明

化学化验大气，大气中有氢气，有碳气，有氧气，有氮气。氢气之性，往上浮的；碳气之性，往下沉的；氧气之性，往上升的；氮气之性，往下降的。氢气自己燃烧；氧气在水中燃烧，惟草木中最多；氮气富有矿气素；碳气乃大气压力压沉地下所成，云云。

氢气性往上浮，能自己燃烧，火气也。氧气性往上升，在水中燃烧，惟草木中最多，木气也；木气者，水中之火也。氮气性往下降，富有矿素，金气也。碳气性往下沉，最沉者水，最沉者炭也。河图代表造化生物生命的宇宙大气整个的圆运动，大气之中藏有五行，化学化验大气藏有氧氢氮碳，可以思矣。

生物乃大气所生，乃大气整个圆运动时所生也。化学化验大气，乃化验整个不运动的大气也。河图者，示人以整个运动的大气，又示人以分析不运动的大气；示人以分析不运动的大气，正示人以愈能明了整个圆运动的大气。此整个大气中有五行的科学证明。

生物学的证明

生物学化验动物尸体以寻找生物的生命，见死体之内尽是氧氢氮碳等毒物质，生物个体原质最多，惟此四种占最多数，兽脏体内尤为显著。生命乃在毒质之中，实为奇事云云。

毒质之中绝无生命，浅而易知、显而易见之事。化验一切生物尸体，尽是氧氢氮碳等毒质。生物个体，何以会有氧氢氮碳，氧氢氮碳何以会成毒质，本是极难知道之事。知道大气的圆运动，则知道也。

大气之中，本来原有氧氢碳氮，若是毒质，人人呼吸大气，岂不人人都不能生活乎？不知大气中的氧氢氮碳，本是升浮降沉圆运动而中和的。中和者，氧氢氮碳分析不开，彼此融合，彼此互化，如河图的中气是也。五行的中气是生物的生命，氧氢碳氮的中和即是生物的生命。大气为生物的父母，生物个体的质素，为大气赋予的。赋予时是圆运动的，化验时是不圆运动的；圆运动时是中和的，不运动时是无中和的。

无中和则四气分析，分析则成毒质。

生物个体，本来是毒质所成的；不见为毒质，只见为生命者，圆运动而已。氧氢碳氮等毒质，兽脏体内尤为显著。兽的内脏体内有氧氢碳氮，人的体内当然亦有氧氢碳氮。人身内脏内即有氧氢碳氮，人身内脏内当然有五行，可以思矣。

大气中有升降浮沉五种物质，西医取氧氢碳氮中和，中医取木火金水中气，中医所取的五行以物质发生的作用为主。一切生理、病理、医理，无处不是五行作用的关系。顾名思义，则氧氢碳氮的作用，不如木火金水的作用周备。故用氧氢碳氮中和来谈中医，谈得合处未免太少了；用氧氢碳氮来证明中医的五行，则可矣。此人身有五行的科学证明也。人身的五行，详《原理上篇》《古方》等篇。

生理解剖学的证明

生理解剖学谓人身各内脏的神经节，皆通胃中云云。造化的中气在地面上下之际，细胞的中气在核，人身的中气在胸脐之间，胸脐之间，胃也。

圆运动科学，是中气万能的。大气呼吸枢机在胃，肺为呼吸的官能，中气为呼吸的主使；饮食的消化在胃，饮食化血，呼吸化气分布各脏，已达全身的动力亦在胃。胃者，中气之位也。吾人胃健强，各脏皆强；胃脏如坏，各脏皆败。治各脏之病的药皆由胃脏疏运以达各脏，非各脏的神经结皆通胃中，如何能由胃已达各脏乎？此中气所以为万能也。

生理解剖学谓各内脏的神经结皆通胃中，是胃脏之中原有各内脏的元素矣。河图一二三四之中，皆有五数，实由于五数之中原有一二三四也。

科学家谓成人的血液，一小时行六百八十七英里，运行之速，莫如圆运动。圆运动必有中力。中医学中气如轴，四维如轮。非各内脏的神经结皆通胃中，运动哪能迅速如此，此中医学中气如轴，四维如轮的科学证明也。

细胞学的证明

细胞学谓一个细胞有膜，有螺旋网状，有核，一个分裂为二，二分为四，以至于分为无数细胞，无数细胞集合而成人的个体。无数个细胞的物质能力与运动的规则，与最初一个细胞无异。将人一个细胞切成两半，一半有核，一半无核。无核的一半立刻死灭，有核的一半经核的运动，仍能恢复成一整个细胞。又云：细胞是氢氧碳氮所成云云。阴阳二气交合运动则成细胞。圆运动的古中医学视人身个体只是一个细胞耳，细胞膜者，个体外维也；螺旋网状者，各脏腑经络的升降也；细胞核者，中气也。

将一个细胞切为两半，无核的一半立刻死灭者，无中气也；有核的一半仍能恢复成一整个的细胞者，中气运动，能生四维也。一个细胞分裂成二者，中气运动，细胞增生也；无数细胞，集合而成人的个体者，中气分布也。无数细胞的物质能力与运动规则，仍与最初的一个细胞无异也；人身是一个河图，无数个细胞仍是一个河图也。一个造化的单位，只是一个河图，只是一个细胞耳。

氧氢碳氮是升降浮沉圆运动的大气成的，细胞是氧氢碳氮组成的，可知细胞是升降浮沉圆运动的大气成的。科学家能得见细胞中氧氢碳氮，不能得见细胞中氧氢碳氮的中和。氧氢碳氮的中和，细胞的生命也。科学无法得见细胞的生命，只因科学有法得见细胞的氧氢碳氮故耳。此中气运动则生四维的科学证明也。

营养学的证明

营养学谓用分析过的食物各成分，由人工混合以行动物实验，其结果和天然食物大不相同。用分析过纯粹的牛乳蛋白质、豚脂、糖类、无机盐类，照牛乳的成分配合以为饲料，将肢体重量和发育状态相等的数头白鼠分为甲乙两组，于上列饲料之外，并加二毫升的鲜牛乳于甲组，乙组不加，比较各组发育状态。结果乙组体重日减，逐渐衰弱；甲组发育健全，体重日增。十八日之后，加同量的鲜牛乳于乙组，甲组不加，其结果是相反，甲组渐衰，乙组迅速地恢复其体重。这天然食物内，必有一种营养上不可缺的活力素，云云。

生物秉宇宙圆运动的大气而生，大气是天然的圆运动，生物亦是天然的圆运动。天然的圆运动，所谓活力素是也。天然的圆一经分析，便成不圆；既成不圆，与生活力量的元素相反，故有上述结果。生物生命是整个的圆，故化学分析独不可用于生物生命上，所以古中医的学理方法，总是一整个的圆运动。此整个圆运动乃有生命的科学证明也。

气象学的证明

气象学谓包围地面的天空，皆是极厚的星气；此星气压入地面之下，则成矿质，矿气上升，又成星气云云。

矿为金属，星气能成矿质，是星气即金气也。满地面皆此星气的金气所降压，是极冷、极阴、极缩的，为何能成有生物的生命的宇宙？被金气降压的地面，有了太阳的光热，此光热射到地面是往上膨胀的，尽他的膨胀力量将星球下降的压力散开，散开的范围内，就是一个生物生命的宇宙。散开的力量，最小是冬至前后，最大是夏至前后。此力量的大小循环增减，大气中的膨力与压力亦循环增减，膨压循环，因成岁气。膨是由地面之下膨出地面上来，膨力增则大气升浮；压是由地面上压入地面下去，压力增则地面下沉。升浮则热，降沉则寒。地面上见为寒，地面下已热矣；地面上见为热，地面下已寒矣。矿坑底的矿工，夏日着冬衣，冬日着夏衣，地面之下，夏寒冬热之故。

化学家于秋后化验二十吨海水，内含三便士金质；于秋前化验二十吨海水，不及三便士金质云云，此大气中的金气旺于秋之据。秋后大气降压力较大，金气降入海水者较多也。

游泳家谓水中温度秋后比秋前高，此秋金下压的事实也。

气象学又谓由地面往上若干千尺为大气的对流层，对流层以上为大气的同温层；又谓地面以下若干尺内为不定温层，若干尺外为有定温层，云云。对流层，大气圆运动个体的上方也；不定温层，大气圆运动个体的下方也，地面之际为大气圆运动的中心。所以植物种子所发的芽，是旋转相抱的环形也。

说者谓树株个体，在地面上者较长，在地面下者较短，认为地面之际非圆运动的中心。不知地面上是虚空的，地面下是实体的；气往地面上行易，气往地面下行难。地面上的大气运动，容量是上多下少，力量则上下平均。如不平均，种子发芽，如何能有旋转的环形乎。

大气距地面远则稀薄，距地面近则浓厚。造化生物生命的宇宙，当住大气浓厚之处，中气多则浓厚。对流层以下、无定温层以上，近地面之处，则中气多。造化个体，皆中气的圆运动所分布，中气的中心，则在地面上下之际也。

航空探险家谓同温层，一月与七月比较，七月距地面最远，一月距地面最近。大气的压力加多则近，减少则远；整个远近之间，可以悟《易经》宇宙大地造化圆运动个体的范围焉！此宇宙大气中金气的科学证明，与宇宙大气圆运动个体的上下范围的科学证明也。

土壤学的证明

土壤学谓试取地面上一克重的土壤分析化验，此些许土壤中竟含有三十六种生物的元素。这些许土壤，不惟此处与彼处不同，即同一地的土壤，所取之时不同，所取得的土壤亦不同，云云。一克约重二分六厘。

其不同者，大气圆运动的时间不同，与圆运动的力量不同，所成的中气亦不同。些许土壤而有如许之多的生物元素者，土壤为大气升降交会的中气之所在，中气之所在，乃生命之所出也。

常见种旱地麦的两家人，一家三日锄土一次，一家总共只锄土一次，到了收获的时候，三日一锄的比只锄一次的多收麦七八倍。因三日一锄的，土质轻松，地面上的热力容易降下去，地面下的水分容易升上来。地面之际，乃大气升降制造中气之处，升降密则中气旺，中气得的多，故生命力多，所以收获多。只锄一次的，土质胶固，大气的升降不能迅速，所造成的中气减少，所有收获减少也。如将三日一锄的土壤，用化学化验，或不止有三十六种生物的元素，亦未可知。造化生命的中气时时不同，所以人的清浊寿夭，人的灵愚贤蠢，亦各不同也。

吾人居住楼房，不如居住平地健康，居住水门丁①建筑的市场，不如居住野地健康。一离大气圆运动中气的中心近，一离大气圆运动中气的中心远也；一则中气少，一则中气多也。人身触电，速用黄土调水敷身，可望救活。任何毒物，埋于土中，其毒自消。造化之中和，在土壤之际也。此宇宙大气的中气在地面之际的土中的科学证明也。

无线电学的证明

无线电学谓无线电收音机之发音，乃大气中的电波，由天线、地线通入机中，发生感应作用，由感应振动，发生音波。但必须天线、地线通入机内之线，作多数线圈之后，方能发生感应作用；如无线圈，谨系直线，便不能发生感应作用。海洋面与低原地面，诱电率极大，平原次之，大建筑物多的城市又次之，山岩诱电率极少，云云。

电气是充满于造化生物生命的宇宙个体之间的。此宇宙个体，地面上得一半，地面下得一半，两半之间，中气所在，中气乃阴电阳电交合的媒能。宇宙的圆运动，为制造中气的工作；天线、地线通入收音机之线，作多数圆圈，天线、地线便是一个制造中气的大圆运动。一个线的圆圈，又是一个制造中气的圆运动。圆运动的个体多，增加的中气多，即是增加的媒能多。所以感应而发音也。

电气升降，通过水质较通过土质迅速。水面之际，为电气升降交会之处，中气较地面之际特多，故诱电率极大。低原地水又较平原地多，中气亦较平原地多，故诱电率亦较大；平原地水气较少，故诱电率亦较少。如在蒙古沙漠极乏水质之地，诱电率必较更少；人行沙漠，呼吸短促，大气的中气缺乏故也。凡大建筑物多之地，地面用水门丁坚筑之，大气不易升降，中气已少；砖壁相接，又将大气中圆有的原运动阻碍而消灭之，中气更少，所以诱电率更少。山岩的岩石，既无土质，又无水质，中气少，所以诱电率亦少。所以，在建筑物多的市场居住的人身体不壮，寿命不长，偶游郊野便觉太快也。医院不可用水门丁筑地，更不可住楼。

印度学者，利用宇宙电磁的能力治病，其法用汽车的发电机，以铅线数尺，一端系于电机，一端插入水瓶，俟电发后，水瓶的水起了电华[②]，将此水治剧痛，并治神经衰弱，名曰感电水。剧痛者，人身阴阳二气的圆运动不通也；神经衰弱者，人身阴阳二气所成的中气不足也。感电水，感受宇宙电磁阴阳二电圆运动之能力，故效。此水用雨水，不用井水、河水。

近代卫生学，谓海洋的大气最能健身。何以最能健身，因其封藏的阳气多、升降速、中气密，圆运动的力量较陆地的大气大也。人谓陆地有五行，海洋五行不全。不知，木气乃太阳的热被金气收入水底，再由水底升出水外之称；土气即升降浮沉的中气，土气亦称中气，中气亦称土气。海洋无土气，有中气，将海水分作上下两层看，下层属水气，上层属中气，此海洋之河图也。

以前天津租界英国花园、法国花园，英国花园游人极少，法国花园游人极多。英国的，多是水门丁筑地面；法国的地面是松土上敷细石子，时时洒水，地面上的大气升降密，中气多，游人呼吸其间，身体顿觉爽健也。此宇宙大气阴阳升降则生中气的科学证明也。

力学的证明

力学云，宇宙之间，只有五力：升力、降力、离心力、向心力、平衡力，云云。向心力，秉宇宙的阴气；离心力，秉宇宙的阳气；升力，秉阴气中的阳气；降力，秉阳气中的阴气；平衡力，秉宇宙的中气。向心力，河图之水气也；离心力，河图之火气也；升力，河图之木气也；降力，河图之金气也。由气生力，由力生作用。升力生疏泄的作用，降力生收敛的作用，向心力生封藏的作用，离心力生宣通的作用，平衡力生运化的作用。运化者，中气运动，则四维化合而得其平也；总由太阳的阳热，射到阴冷的地面，运动而成。整个的五力，惟河图能表现之也。河图的力学，向心力系由地面之上向入地面之下，离心力系由地面之下离出地面之上，升力系由地面之下升出地面之上，降力系由地面之上降入地面之下，平衡力系圆运动于地面上下之中。而升力即是降力，降力即是升力；离心力即是向心力，向心力即是离心力，皆由平衡力的中气所变化。此河图圆运动的万能也。

力学又云，升降不已，则生中力。造化的大气，本阴阳升降的交合，而成生物个体的中气。生物的个体，本个体的中气，而交合各个体的阴阳升降。中气者，交合阴电、阳电之媒能，所谓“以太”是也。古中医学谓由升降而成中气，是为先天；由中气而成升降，是为后天；升降不已，则生中力；既生中力，升降更不能已，此古中医学先天、后天并包之圆运动法也。此河图代表宇宙造化整个圆运动，与代表生物个体整个圆运动的科学证明也。

物理学的证明

牛顿发明宇宙引力，是直线的；爱因斯坦绝不相信引力是直线，谓宇宙引力一定是曲线，云云。河图的圆运动，即是曲线也。爱因斯坦相对论，谓引力场和电磁场，其实是一个东西，只须用一种公律，便支配了他们两个，云云。河图的圆运动，乃完全的公律也。

科学家谓原质变化，为宇宙的原则，云云。河图的圆运动，乃原则也。

物理学前三十年，曾于阴电子、阳电子之间，发现中子，谓一个阳电子与一个阴电子紧密接合，遂运动而成中子。宇宙间一切物质，根本归于阳电子、阴电子与中子。近三十年又于中子之间发见卍[3]子，云云。中子者，河图中气也；卍子者，整个的河图运动也。物理学既发明中子，乃谓中子为零元素，阳电子与阴电子是相对的，中子无相对的，故称曰零也。河图的中子，则与各方面均相对的，而且各方面的运动皆有中子化合在内。卍子为整个河图运动，中子为河图中心。故中医学的生理、病理、医理，无不归纳于一个河图。此大气中有河图的科学证明也。

[词解]

①水门丁：水泥。

②电华：指电磁激起的水花。

③卍：读音为“万”。

医学大概的意义

人之生也，得大气五行圆运动之全，故人为万物之灵；物之生也，得大气五行圆运动之偏，故物为人身之药。全者，五行调匀，不偏多，不偏少，圆而又圆之意；偏者，五行圆运动中有一方偏多、偏少之意。类如中医之麻黄偏于疏泄作用，芍药偏于收敛作用，半夏偏于下降作用，升麻偏于上升作用，甘草偏于补中作用。古中医治病方法，汗闭恶寒之病，是人身疏泄作用偏少，收敛作用偏多，用疏泄作用偏多之麻黄，以增加疏泄减少收敛为药；汗多发热之病，是人身收敛作用偏少，疏泄作用偏多，用收敛作用偏多之芍药，以增加收敛减少疏泄为药。呕吐之病，是人身下降作用偏少，用下降作用偏多之半夏为药；肛门重坠之病，是人身上升作用偏少，用上升作用偏多之升麻为药。收敛与疏泄欲调于平，上升与下降欲调于平，必赖中气之旋转，故用以上诸药，必兼用甘草以补中气。反之，汗闭恶寒而用芍药，汗多发热而用麻黄，呕吐而用升麻，下坠而用半夏，与用上升、下降、收敛、疏泄之药而不用中气之药，皆能将人身不圆的运动，偏上加偏，使圆运动的个体，成了直不运动的个体而死。人身五行的作用，运动圆则为人之生，运动偏即是人之病。人身五行的作用，是人身的病即是人身的药。药的作用，所以帮助人身自己的作用，以治自己的病；倘人身的作用已无，药亦不发生作用的效力也。古中医学用物性圆运动之偏，以调和人身圆运动之偏之学也。此其大概也。

汉代张仲景先师著《伤寒杂病论》，为中医内科方药祖本，无一方不是整个五行圆运动的治法；虽局部之病，治法仍是整个。自来医书，虽无有系统，无有原则，无有证实说明；学者虽不知道五行圆运动的所以然，然总在五行圆运动里摸索，所以随时随地皆有良医继起，使中医学至今不衰。历代皆有整理中医之举，规模之宏，用款之多，以前清乾隆年间诏修《医宗金鉴》为极盛。书成，除针灸、正骨、外科之外，徒乱人意，无有用处，因当事者不知阴阳五行之所以然，敷衍成书故也。

今何如者?

最早的生物学，分生气说、机械说。生气说，无物质上的证据；机械说，有物质上的证据，故生气说不存在，而机械说独能盛行。生气者，大气也。生气是整个圆运动不能分析的，科学是以分析为能事的，所以证明不出也。

中医学自来认为人身是大气所生，故仲景先师《伤寒杂病论》的病证方法，根于大气；又申其说曰："人秉五行，以有五脏。"宇宙造化、生物生命、古中医学，并非分析得开的三个，乃是分析不开的一个。不知生物之生命，不见宇宙造化之成功；不知宇宙的造化，不知生物生命的来源。古中医学乃宇宙生命的解剖与修理学也。

近代生理学发明，人身内分泌物乃人身的刺激素，为人身无形的联络。刺激者，人身的气的整个圆运动的表现也；无形的气的联络，死体剖解学中求之，无有也。商务印书出版之蔡翘①《生理学》有云：细胞之生活作用如何，吾人不可得而知。若用化学方法去分析他，他的作用就会马上停止。今天所讲的，就是从生活作用停止后得来的，云云。细胞生活作用停止后的生理学中，无有中医学也。

以后国民，皆科学青年。古中医学将来之或兴或废，全视科学青年之能彻底认识大气的物质能力运动与否。

科学方法改良中医。科学云者，有原理、有系统、有证实之谓，非死体剖解之谓。死体剖解学，是分析的，是片段的，是直不运动的，是死的；大气的古中医学，是不能分析的，是整个的，是圆运动着的，是活的。彼此立场，适成相反。由死体剖解来学中医的医家，未曾见其能治大病者。凡改良一事，必须确知此事本身的究竟，而后可言何者为良，何者为不良。向相反之立场上去求改良，结果必更加不良而已。分析的死体剖解学，只可作外科手术的研究。人是生物之一，生物是大气生的，故人也是大气生的。世界的人如都认识人是大气生的，岂止中医得着改进的根本办法而已哉？中医不良，非中医学本身不良，乃为中医学本身说法的书不良耳。不注意此点，乃曰取消五行，是无异坐井观天者，嫌天小也。老子曰：“执古之道以御今之有，能知古始，是谓道纪。”老子之言，善夫！

汉儒董仲舒，谓大雪节，天气上升，地气下降，闭塞成冬。关于生物生命的宇宙大气圆运动，总是天气下降，地气上升，从无一息是天气上升，地气下降者。至于大雪之时，地下封藏的阳气特别之多，圆运动的力量特别之大，更不闭塞。董仲舒下帏读书，目不窥园者三年。研究宇宙，全要在事实上寻出实在凭据来，三年目不窥园，在布帏子里面凭空瞎造谣言，后人尊之，未免太不实事求是了。荀子曰：“六淫之气，皆出于地。”荀子乃从实地考研得来，有科学家的眼光。中国的哲学史，有实地整理之必要矣。

［词解］

①蔡翘（1897—1990）：广东揭阳人，生理学家，医学教育家，是我国生理学的奠基人。

王养林书后

去年夏，中央国医馆馆长焦易堂先生设特别研究班，陈立夫先生荐彭师子益充该班系统学教授。学员八十人，皆医专毕业，与行医多年之士，有充大学教授者，有业西医者，毕业之日，一致欢喜曰：“今乃得我见中国医学的本身真相，早已合乎现代医学矣。”养林闻之，叹为先得我心。敢掬诚敬告于我辈科学青年，如学中医，读《圆运动的古中医学》，可省在医校学医十分之九的脑力，即能得到中医学整个的根本解决。读《生命宇宙篇》，即能得到中医学整个的根本信念。中医书籍，无有将古中医学原则的本身真相树立起来，使学者读之，了解中医学的所以然者。有之，自吾师《圆运动的古中医学》一书始。

江苏省政府主席陈果夫先生设医政学院，考选各县有科学思想之中医六十人到院训练，特约吾师演讲，听众相率请益，岂偶然欤！

中医是生命与宇宙合一之学，明了生命宇宙，乃能明了阴阳五行，却非在现今科学潮流澎湃时代无法证明阴阳五行。中国文化本位，自力更生，读此篇得见焉。中医的《内经》有云：善言天者，必验于人；善言古者，必合于今；善言气者，必彰于物。此篇有之。今之言物者不知有气，言人者不知有天，言今者不知有古，读此篇必知所返矣。

铁道部技正孙子明先生，于吾师抵南京之日，邀集现任要职曾留学欧美之张德流诸先生六十余人，先后在南京第一公园、五洲公园听吾师讲演生命宇宙。孙先生继言于众曰：现今世界科学方法所不能解决之事物，惟生命宇宙耳。彭叟由大气运动中得着解决，将我中国古代的形上文化，与现代世界的科学文化合而为一，源源本本，信而有征。爱因斯坦发明相对论，已令举世震惊；今彭叟发明生命宇宙，伟大过之。为天地立心，为生民立命，为往圣继绝学，非彭叟不足以当之云。

中华民国二十六年元旦

太原川至医专学校毕业门人山西屯留王养林

谨跋于南京清凉山扫叶楼

汪英时书后

彭子益先生所著《圆运动的古中医学》，新旧中医学者皆喜读之。谓其能建设中医学原则系统，能增加中医治疗功效，使学中医者容易成功。因叩先生此书所以能至于此之由。

先生曰："中医学乃人身一小宇宙之学，而关于生物生命宇宙中心究在何处，中西学说无道及者。《伤寒论》为中医方法祖本，首一方桂枝汤治中风发热，桂枝汤中的芍药，系收敛作用。既因中风而发热，反用芍药以收敛之，是何理由？历来注释，无能解者。宇宙之中心不知，宇宙的上下四维便无法认识。《伤寒论》首一方不解原理，学中医入门，便被阻拦。宇宙中心，中医学原则中心也；《伤寒论》，中医学原则之分则也。原则不知，何有分则？中医书籍，囫囵支离，后人从何学起？废书长叹而已。"

“民国六年，知[1]山西霍县事，农桑局种核桃，久不出土，掘而视之，见发根之芽与发干之芽，并不直上直下，乃相抱如环，作圆运动之态。盖天气下降，地气上升，升降搓挪而成此圆运动也，于是得知宇宙中心之所在。一日到圣佛村办公，见儿童摘食未熟小杏，欲止之。一老人曰：‘时行病发大热，用此小杏十数枚，捣烂加盐少许，煎汤热服，即汗出热退也。’于是得知《伤寒论》桂枝汤用芍药之原理，且并得知，自来用银翘散治温病，用升麻葛根汤治麻疹错误的原因。乃于公余之暇，将整个囫囵支离之中医学揭出原则，定出系统，重新编订。此本书之由来也”云云。夫核桃发芽，煮食小杏，亦寻常耳；一与有心人接触之下，数千年之中医学理，遂得大明于世，殆有天意存乎其见欤？爰述先生之言，以告读先生书者，知此书之起源焉。

中华民国三十年端午
乡后学吴门汪英时
谨跋于国立桂林师范学院附中宿舍

[词解]

①知：出任。

王详瑞赞

古中医学，河图起源。圆的运动，万物皆然。五种物质，各有能力。运动失圆，因成病矣。原则系统，本来如此。书说不明，中医之耻。

吾师彭叟，得天独厚。圆运动学，浅明深透。初学入门，举步升堂。科学多种，对证周详。古中医学，乃大自然。中医真相，至今始传。

中华民国三十六年清明广西博白王详瑞谨赏